同仁眼科日间手术手册

同仁眼科手册系列

主　编　魏文斌

副主编　付　晶

编者（按姓氏拼音排序）

陈　琳　付　晶　黄馨颖　李　倩

李　洋　李树宁　李偲圆　刘淑贤

马　燕　马张芳　倪如阳　佘海澄

魏文斌　张庆余　张彤彦　张宛侠

赵　萌　赵　阳（男）　周海英

人民卫生出版社

PEOPLE'S MEDICAL PUBLISHING HOUSE

图书在版编目（CIP）数据

同仁眼科日间手术手册 / 魏文斌主编 . —北京：人民卫生出版社，2018

（同仁眼科手册系列）

ISBN 978-7-117-26297-2

Ⅰ.①同… Ⅱ.①魏… Ⅲ.①眼外科手术 – 手册
Ⅳ.①R779.6-62

中国版本图书馆 CIP 数据核字（2018）第 063873 号

| 人卫智网 | www.ipmph.com | 医学教育、学术、考试、健康，购书智慧智能综合服务平台 |
| 人卫官网 | www.pmph.com | 人卫官方资讯发布平台 |

同仁眼科日间手术手册

主　　编：魏文斌
出版发行：人民卫生出版社（中继线 010-59780011）
地　　址：北京市朝阳区潘家园南里 19 号
邮　　编：100021
E - mail：pmph @ pmph.com
购书热线：010-59787592　010-59787584　010-65264830
印　　刷：三河市潮河印业有限公司
经　　销：新华书店
开　　本：787 × 1092　1/32　　印张：6.5
字　　数：170 千字
版　　次：2018 年 5 月第 1 版　2018 年 5 月第 1 版第 1 次印刷
标准书号：ISBN 978-7-117-26297-2/R·26298
定　　价：32.00 元

打击盗版举报电话：010-59787491　E-mail：WQ @ pmph.com
（凡属印装质量问题请与本社市场营销中心联系退换）

同仁眼科手册系列丛书自初版至今,已有五年余,受到了眼科同行的广泛关注。

北京同仁医院眼科从成立至今已经有130多年的历史,是国内具有很大影响力的眼科,为国家级重点学科,首批入选国家临床重点专科。每日接诊患者3千至4千余人次,近五年年门诊量均达到90万人次以上,年手术量接近或达到7万台次。患者众多,疾病复杂多样,多年来形成了具有同仁特色的一套临床统一的诊疗规范和指南,由此同仁眼科手册系列丛书便应运而生。

同仁眼科手册系列丛书的编写旨在为临床工作提供相对统一的诊疗常规,为眼科相关检查给出准确的操作规范,以提高医疗质量及保障医疗安全。

同仁眼科手册系列丛书内容包括眼科各三级学科疾病诊疗指南、基本检查的操作方法、重要辅助检查技术规范及结果判读、常见手术要点指导等多个方面,内容丰富、涉及范围广,基本覆盖了临床眼科医生的大部分工作内容。每一本手册的编写,都由其专科团队以及相关专业内有丰富经验的一线临床工作者执笔,由一批知名专家审校,更加侧重临床实际应用,专业性高,实用性及可操作性强。同时,不同手册根据各专业的特点,内容撰写方式也各具特色,文字或图像不同程度地突出重点,简明扼要、易学好记。

同仁眼科手册系列丛书自出版以来,受到了广大临床眼科医生的喜爱。无论是初入临床实习的医学生,还是已经工作在岗的临床医生,在日常临床工作中,均可以借鉴手册内容来学习和巩固,提高诊疗及操作水平。

目前已出版的同仁眼科手册包括:《同仁眼科诊疗指南》《同仁玻璃体视网膜手术手册》(第2版)《同仁荧光素眼底血管造影手册》《同仁间接检眼镜临床应用手册》《同仁眼底激光治疗手册》。此次还增加了《同仁眼科日间手术手册》《同仁儿童眼病手册》。目前正在撰写中的还有《同仁眼科急诊手册》《同仁眼外伤手册》。当然,同仁眼科还在致力于更多专业手册系列丛书的筹备编写,请拭目以待。

在此对参与本手册系列丛书撰写的所有同仁以及人民卫生出版社致以诚挚的感谢和敬意! 也恳请读者对本手册提出宝贵意见。

魏文斌

2018年3月

日间手术的概念于 1909 年由 James Nicoll 医生提出。随着医学技术、麻醉技术的发展,以及医疗支付方式向预期医疗支付制度的转变,日间手术在很多国家得到快速的发展。日间手术因其高质量、高安全性、高效益、低成本的特点,已经得到各国卫生行政部门的重视,所涉及的专业越来越广,所接收的患者越来越多。国际日间手术联盟 2003 年将日间手术定义为除门诊进行的手术或操作外,其他在同一工作日完成的手术或操作。2012 年在卫生部卫生发展研究中心的指导和发起下,我国成立了中国日间手术合作联盟。眼科手术以显微手术为主,手术时间短;眼科患者全身情况相对稳定,护理简单,术后恢复快,比较适合开展日间手术,也是国外眼科手术的基本方式。

北京同仁医院眼科已经有 130 多年历史,目前已发展为国内最有影响力的眼科之一,是国家级重点学科,也是首批国家临床重点专科。每日接诊患者 3 千至 4 千余人次,近五年年门诊量均达到 90 万人次以上,年手术量接近或达到 7 万台次。北京同仁医院眼科于 2012 年 10 月正式开展日间手术工作,经过五年多的摸索与努力,日间手术已初具规模、日臻完善。日间手术结合了门诊手术的高效性和病房管理的规范性,达到了快速与安全并举。眼科日间手术中心以平台建设为理念,以安全、高效、开放为指南,以严格规范的患者准入标准和医生准入原则为保障,制订了完善的工作流程和应急预案,成功地实践了日间手术的模式。

本手册是同仁医院眼科日间手术工作经验的整理与

总结,期待为国内眼科同道开展日间手术提供参考。

我们开展日间手术时间还不长,经验仍有不足,诚恳地希望读者提出宝贵的意见,以供再版时修正。

魏文斌　付　晶

2018 年 2 月

于首都医科大学附属北京同仁医院眼科

第一章

概　　述

日间手术的概念于 1909 年由 James Nicoll 医生提出。随着医学技术、麻醉技术的发展,以及医疗支付方式向预期医疗支付制度的转变,日间手术在很多国家得到快速的发展。日间手术因其高质、安全、高效益低成本的特点,已经得到各国卫生行政部门的重视,所涉及的专业越来越广,所接收的患者越来越多。

一、日间手术定义

国际日间手术联盟(International Association of Ambulatory Surgery,IAAS)2003 年将日间手术定义为不包括门诊手术或操作,而在同一工作日完成的手术或操作。另一个重要的定义是日间 - 延长恢复患者(ambulatory surgery-extended recovery patient),是指在日间手术 / 操作中心进行手术 / 操作后至第二天离院前的时间段内在院需要留院观察。

2012 年在卫生部卫生发展研究中心的指导和发起下,我国成立了中国日间手术合作联盟(China Ambulatory Surgery Alliance,CASA),该组织在第三次全国日间手术学术年会上正式推出了中国的日间手术定义:日间手术是指病人在一日(24 小时)内入院、出院完成的手术或操作。有两点补充说明:①日间手术是对病人有计划进行的手术和操作,不包含门诊手术;②日间手术住院延期病人,指特殊病例由于病情需要延期住院的病人,住院最长时间不超过 48 小时。

二、日间手术的优点和现状

日间手术的优点是双方面的,一方面对医院和医生而言,能缩短患者住院时间,充分利用医院床位资源;另一方面对患者而言,能缩短手术等待时间,减少住院天数,减轻经济负担。其优点包括:①病人选择适应证较病房患者严格;②不受医院内可用床位数的限制;③术前等候手术时间缩短;④医生手术时间安排更灵活;⑤整体住院费用下降;⑥避免术前术后过度医疗。

因此,无论在发达国家还是发展中国家,人们都已经意识到日间手术给各方带来的利益。近年来日间手术逐年增加,其原因包括:①临床手术操作的术后恢复时间在近十年持续缩短,同时术后留观及随访有助于患者早期活动,从而有助于缩短术后恢复时间。②麻醉和手术技术的进步,使得日间手术的适应证逐渐增多。③各国努力控制健康服务的费用,日间手术的效益成本比高,符合各国卫生政策的需求。因此在近20多年,日间手术作为临床手术流程的改进,在发达国家数量逐年增加。据2011年IAAS发起的日间手术调查显示,日间手术在全部手术中的比例在英国为94%,芬兰为89%,苏格兰为88%,瑞典为91%,德国为87%。

我国于2010年由原卫生部卫生发展研究中心组织,上海申康医院发展中心、四川大学华西医院、北京同仁医院、武汉儿童医院、中南大学湘雅医院、上海市第一人民医院、上海交通大学医学院附属仁济医院等单位成立了日间手术协作组。于2012年3月,在该协作组基础上扩大成立中国日间手术合作联盟,并于2013年5月正式加入IAAS。2015年10月第三届全国日间手术学术年会上,我国正式推出了中国日间手术的定义和56个首批推荐的日间手术术式,日间手术从各单位自发探索进入了规范化发展阶段。2016年日间手术成为我国医疗改革(国务院办公厅《关于城市公立医院综合改革试点的指导意见》(国办发〔2015〕38号)的重点内容,将在全国大力推行。从不完全统计的数字来看,即使在日间手术开展比较成熟的医院,日间手术占择期手术的比例在25%左右,虽然已经有了很大进步,但和发达国家相比,尚有很大差距。

北京同仁医院眼科作为我国日间手术合作联盟的最

初参与者,自2012年10月开始自主探索开展日间手术,这些年来,在结合自身科室优势和医院软硬件条件特点后,逐渐增加了日间手术的规模和收治病种,据2016年上半年数据显示,目前日间手术占整体住院择期手术的比例呈现稳定增长,约为60%,涉及眼科各个三级学科的几乎所有手术种类,是开展眼科日间手术的有益探索。本书将结合北京同仁眼科中心日间手术开展的工作,对日间手术的工作进行总结。

三、日间手术中心工作原则、服务模式及流程介绍

为了更好地为眼科患者服务,缓解患者手术等床难的实际困难,为患者减轻经济负担,本中心开始结合本科室优势特色及医院现有资源,探讨开展眼科日间手术。自本中心成立之初,即确立了眼科日间手术中心的工作原则(附录1),即安全、开放、高效原则。安全原则包括患者的一般安全、手术安全、医疗安全;开放原则即日间手术中心面向所有眼科具有手术资质的各级医生开放;高效原则即在确保安全的原则下高效地筛查、收治病人。

基于上述原则,结合眼科手术特点和医院麻醉科工作实际情况,本中心日间手术中心属于复合模式日间中心,其中包括集中管理模式和混合管理模式。集中管理模式即医院设立独立的日间手术中心,配备独立的手术室、病房,配置中心主任进行管理,在此日间手术管理模式下手术的患者为经手术医生、日间医生评估全身病情稳定,可以耐受局部麻醉手术,且手术时间预计小于3小时的患者;混合管理模式即医院设立独立的日间手术中心,配置护士长负责日常活动,各科室按照日间流程收治病人,结合医院整体资源在大手术间内统筹安排日间手术,此日间手术管理模式下手术的患者为经手术医生、日间医生、麻醉医生评估,全身病情需要术中密切监控,不能耐受局部麻醉或手术时间预计超过3小时或全麻的患者。

日间手术基本流程包括患者术前预约(见附录2)、术前准备、手术当天入院及术前准备、手术、术后特殊眼部情

况处理、术后复查预约、术后用药指导、手术后留观-出院/出院、转科继续治疗。本中心对流程中各个环节的细节工作制订了统一的工作制度,并组织专人对日常工作进行监督,使得流程中发现的问题得以及早解决,在很大程度上保证了日间手术得以安全高效进行。而在工作中发现的工作制度缺陷也得以进一步矫正,使得日间手术工作能够更顺畅、安全地开展。本中心下设三个日间手术中心,在不同的日间手术中心,又根据其收治疾病的特色,具有该日间手术中心的特色工作流程细则。本流程中各个环节的细节将在后续相应的章节展开说明。

四、日间手术中心医护人员配置

1. 日间手术中心的医疗负责人　本中心选用眼科医师作为日间手术中心医疗负责人,其优势有以下几点:眼科医生熟悉眼科手术的特点,方便在眼科专科内协调、组织各亚科制订适合自己亚科的日间手术规范;眼科医生熟悉眼科手术需要的麻醉方式,方便与麻醉科及手术室协调安排日间手术的麻醉事宜;眼科医生熟悉眼科专科手术的风险和术后可能发生情况,方便医院管理部门介入,协助手术医生与高危患者进行沟通,及时加强对高危患者的手术安全监控。日间手术中心的医疗负责人定期组织各日间手术中心医生及护士长进行工作总结,及时梳理遇到的问题,并制订解决方案,向眼科中心、医院、信息部门、药房等多个部门反映并进行沟通,确保日间手术中心医疗工作顺利进行。此外,医疗负责人负责组织人员对日间手术中心的工作进行总结。

2. 日间手术中心的护士长　本中心选用具有丰富临床护理经验的病区护士长担任日间手术中心护士长,负责按照日间手术中心的工作规范监管日间手术中心的日常工作。护士长工作地点在日间手术中心,对日常工作的各个环节进行监管,对于发现的问题及时与相应责任人进行沟通,确保问题得到及时妥善的解决;定期向医疗负责人及眼科中心汇报日间手术中心日常工作的相关数据及遇到的问题,协助医疗负责人解决问题;眼科日间手术中心的宣传工作,负责编写各种手术治疗疾病的围手术期护理指南,向社会、患者及患者家属介绍日间手术相关知识。

3. 日间手术中心工作组　本中心选用相对固定的眼科高年资主治医师、高年资眼科住院医师、眼科护士组成眼科日间手术中心工作组,主治医师与住院医师的比例为1∶4~1∶5;并结合医院按照眼科日间手术工作安排的麻醉科医师、综合内科会诊医师、儿科会诊医师、医务处高危备案员、财务处工作人员、药房工作人员、辅助医疗人员、医疗保险审计员、信息中心系统维护员、医疗垃圾处理员、医疗设备维护员等组成日间手术中心工作组,负责日间手术中心收治病人的具体执行工作。其中医疗护理岗位的人员相对固定,他们熟悉日间手术中心的工作细则,按照相应规范要求开展日常工作,积极配合手术医师解决工作中出现的问题。

4. 手术医生工作组　由提交日间手术申请的主刀医生、助手医生和手术室护士、辅助医疗人员等组成,负责向日间手术中心工作组提供患者必要的信息、为日间手术患者提供手术、术后复查的工作。其中主刀医生和手术室护士相对固定,确保手术得以安全顺利完成。并定期结合相应专科手术特点,对日间手术中心工作组医护人员进行业务培训。

5. 医务部及护理部监督协助组　院医务部和护理部设置专人负责日间手术工作,负责眼科日间手术工作的汇总;定期派专人对日间手术中心工作进行督导;对于日间手术中心工作发现的需要院方协调解决的问题向院方及相应科室进行反映和协调;确保日间手术中心工作更顺利地开展。

6. 医院辅助科室协助组　包括医院信息中心、医保部、医务科、病案室、病历检查组、财务处等,医院为日间病房工作设立绿色通道,多科室共同支持模式,保证日间病房遇到的临床问题能在第一时间得到解决。

五、日间手术的质量评价

对手术、麻醉、日间手术病房日常运行的质量控制,是日间病房可持续性发展的基础。在设立日间手术中心之时就应该参考传统围手术期的测评标准并结合日间手术特点和国际先进经验,设立日间手术中心的质量控制体系。日间病房改革作为新兴的重大医疗体制变革,难免在尝试的过程中出现各种不足和漏洞,建立完善的质量控制体系有助于及早发现患者在院期间及术后随访中暴露的日间病房的问题。目前日间手术中心质量测评主要由以下几方面组成:

1. 手术取消率 即手术当天由于各种原因导致患者当日手术取消,此指标反映术前筛查的效率,是日间病房成本效益评估的重要指标。

2. 日间延长 - 恢复的患者占当日全部日间患者的比例 反映日间高危患者所占的比例,是日间病房安全性的重要指标。

3. 术后非计划再次入院患者比例 目前国际推荐的日间患者出院后再入院的间隔为 7 天内,鉴于眼科疾病特点,我们选用间隔时间为 30 天。再次非计划手术反映术中意外及并发症的指标,是日间手术安全性的指标。

4. 患者失约率 由于各种自身原因没有按照约定日期前往手术中心手术的患者占当日日间病房患者总数的比例。反映日间病房术前管理的水平。

5. 术后离院后患者返回日间中心诊治的比例 反映日间手术的安全性。

6. 术后需要麻醉科 / 内科 / 儿科会诊的患者比例 反映患者全身情况的术前筛查效率和手术中对全身情况的监控。

7. 同一手术日开展日间和病房手术医生,其日间手术占全部手术的比例 反映日间手术的普及程度。

8. 第一次术后复查后是否按要求完成远期第一次复查 反映患者依从性和术后宣教工作的水平。

9. 死亡率和严重并发症 包括心血管(血压紊乱、严重的心律不齐)、呼吸系统(吸入性肺炎、肺栓塞)、中枢或周围神经系统障碍、过敏、高热、感染及麻药毒性作用。

六、眼科日间手术展望

随着老龄化的进程、慢性疾病的诊治水平提高,眼病的发病率会日益上升,需要手术的眼病患者的手术需求会日益增加,而医疗资源的进步将远远跟不上患者需求的变化。进一步完善日间手术管理制度和社区复查转诊机制,将会使眼科日间手术的范围逐渐扩大,手术接受患者的病种逐渐增加,使得越来越多的患者得到及时救治。

眼科日间手术中心硬件配置

一、眼科日间手术中心运行模式

北京同仁医院眼科选用院内建设日间手术中心模式，其原因有以下几点：①北京同仁眼科中心收治的患者来自全国各地，在院内设置日间手术中心方便患者就医、手术、复查的顺利完成；②依托北京同仁医院现有三级甲等医院综合学科优势，使合并全身疾病的患者能更安全地进行手术；③根据现有的有限的麻醉资源和手术室资源，院内日间手术中心可以方便日间患者术前等候、会诊，做到住院患者 - 日间患者手术的更好衔接。院内日间手术按照北京同仁医院医疗资源的分布，分为数个日间手术病房，即东区综合日间手术中心、东区白内障日间手术中心、西区玻璃体腔穿刺抽吸注射日间手术中心、南区综合日间手术中心。

二、日间手术中心硬件配置

1. 工作环境　日间病房的设计取决于其病房收治的病人的特点。以东区日间病房为例，按照手术的病种分为综合日间手术中心（手术种类多、各病种相对数量少）和白内障日间手术中心（病种单一、手术病人多），接收在东区日间手术室、东区综合手术室手术患者，手术种类多，手术医生多，患者病情相对复杂，因此日间病房分为患者术前等候区域、患者家属手术等候及患者术后观察区域、护士站、医生办公室、术前准备区域、围手术期检查区域、药品存放区域、垃圾存放区域。以东区日间手术中心为例，分布如附录3。

其设计原则为:①保证患者及家属按照报到登记—术前检查—术前准备—等候手术—手术—术后观察—办理离院单一方向的顺序,有序地进行日间手术的流程;②在保证有序性工作的同时尽可能多地利用有限的空间高效地为患者服务;③保证贵重药品、贵重耗材在日间病房存放的时效性和安全性;④保证病历文书的安全和完整;⑤应对突发事件的空间安全性及设备:如墙壁吸氧、心电监护设备,平车顺利通行的空间等;⑥适应电子化病历及电子化办公预留足够的网络端口;⑦为配合日间病房的辅助科室提供空间,如住院处窗口等。

护士站为开放式护士站,位于日间手术中心的中心位置,其原因为:①护理半径覆盖两翼的病房、准备间;②视线开放,可以兼顾两侧病房和对面的日间手术室;③方便医护人员沟通。

以西区玻璃体腔注射日间手术病房为例,其工作特点决定了病房的特点,患者数量大,手术相对单一,术前术后流程相对单一。因此日间病房将日间预约处、宣教处、术前准备区、术后观察区及医护工作站集中在一间房间;将术后复查室和药物临时储藏室集中在另一间房间;将日间病房尽可能选择在临近门诊手术室的地方;设置手术室外日间患者专用等候椅;在医护工作站和手术室内设置足够的网络端口和终端。

2. 固定设备　①眼科检查设备:标准视力表、裂隙灯、检查台、非接触式眼压计、光定位检查板、间接检眼镜、直接检眼镜、三棱镜、房角镜;②眼科护理设备:检查床、血压计、心电监护、除颤仪、抢救车;③医疗办公设备:办公用电脑、交换器、打印机、办公桌和椅子;④患者等候区域设备:可移动的病床及床周隔离窗帘、等候座椅、桌子、宣教电视、播放器;⑤日间病房生活设备:桶装饮用水及饮水机、一次性纸杯、便民盒等。

3. 常用消耗品介绍　①患者围手术期所用物品:泪道冲洗针、针管、输液器、剪刀、洗眼受水器、消毒用小桶、酒精棉球、无菌棉棒、无菌眼部敷料、标识带、手术记号笔(完成手术标识使用)、指甲剪、便民用品(笔、针线、扣子等);②医疗办公用品:病历记录空白纸张、手术同意书、手术安全核查表、护理记录单、医疗护理登记本、打印机耗材等。

三、眼科日间手术室

1. 工作环境 日间手术室承接日间中心手术患者,具有以下特点:①多样性:同时承接多名医生和多名患者同时进行不同的手术操作;②高效性:这是由日间手术的特点决定的,手术时间相对较短,手术与手术间衔接时间短;③安全性:要保证手术的安全顺利进行,因此日间手术室需要对流程进行严格管控,确保患者在日间手术室手术时能顺利安全完成手术;④保证医务人员、患者、污物具有不同的出口,避免交叉感染。因此,日间手术室与普通意义上的门诊手术室和住院患者手术室存在区别(表2-1)。

表2-1 各种手术室特点

	日间手术室	门诊手术室	病房手术室
承接手术	手术种类较多,但操作时间较短	手术种类相对较少,操作时间短	手术种类多,操作时间长或患者全身情况复杂
每间手术室使用情况	按照每日设备、医生需求分配手术室资源;同一医生可能在不同手术间先后为不同病种的患者手术	按照手术类别,分为外眼、急诊、内眼手术,按照医生预约手术多少分配手术室	按照手术医生的手术室安排手术,对于非手术日提交手术申请的医生按照接台手术顺序排队
能否全身麻醉	能	否	能
护士岗位配置	巡回-计费-器械准备一人负责制	巡回-计费一人负责制、器械集中准备	巡回-计费-器械一人负责制

	日间手术室	门诊手术室	病房手术室
手术医生要求	手术技能要求高,确保术中顺利及术后恢复快	手术技能要求不高,涵盖住院医师手术培训	手术技能要求高,涵盖主治、高年资住院医师手术培训
患者条件	全身病情相对稳定,眼部病情以非高危患者为主	全身病情稳定,眼部病情相对简单	需要围手术期密切观察全身病情变化 眼部病情相对复杂或高危患者
手术间条件	手术间数量适当,内部功能完善	手术间数量适当,内部功能单一	手术间数量多,内部功能完善

其组成部分包括:①工作人员入口:登记处、卫生通过区(包括换鞋处的污染区域和洁净区域、刷手服存放柜、按性别分类的更衣室、卫生间、洗漱区域);②手术间及准备间,包括无菌手术室、层流净化手术间、器械消毒准备间、手消毒区域等;③手术辅助区域:患者等候区、护士站、麻醉恢复室、麻醉设备药物储存室;④其他房间:医护办公室等。

2. 眼科手术仪器及设备　根据手术室承接的手术不同而准备不同的手术仪器。包括显微镜、玻璃体切除机、超声乳化机、冷冻机、间接镜、无影灯、手术录像设备、手术室消毒设备。

3. 眼科手术影像管理　手术录像、手术影像是医疗安全、教学、科研的重要内容。现代微创眼科手术的进步势必造成对手术影像精度要求的提高。高清手术录像通常在 5~10G/h 的大小,对软件及计算机的硬件设施都提出了更高的要求。

手术室的录像由手术团队负责录制,术后经过初步剪切后使用手术室专供的格式化的移动硬盘拷贝,确认拷贝无误后,手术录像采集电脑硬盘上的拷贝过的手术录像保留 2 周,过期后征求术者意见后删除。

手术录像涉及患者的个人隐私,移动硬盘及手术录像采集电脑 usb 口权限由手术室专人保管登记,由术者或第一助手申请登记后可以进行术者手术资料拷贝。其余医生无权进行手术录像拷贝。

对于日间高风险患者需要备案的手术录像,由术者负责拷贝,日间手术中心保留备份资料,确认拷贝无误后从录像采集电脑删除。

四、麻醉硬件设施

麻醉的硬件设施包括全麻手术间的麻醉设施及药品和全麻恢复室的麻醉设施和药品,均按照北京同仁医院麻醉相关的规定,采用和住院患者全麻手术相同的设备。主要内容如下:①考虑到眼科全麻儿童手术较多,因此全麻手术间选择可以进行儿童通气功能的麻醉机;②日间手术中心空间相对较小,选用占地面积较小的麻醉机和心电监护设备;③恢复室设置简易麻醉机;④保证墙壁预留氧气通道插口和废气排除通道;⑤预留内网端口和终端,便于传递患者麻醉相关信息和完善麻醉病历;⑥其他麻醉硬件:与麻醉机及墙壁插口匹配的负压管线,麻醉药物带锁的柜子 2 个(每个手术间 1 个),麻醉药品耗材车(1~2 套),麻醉恢复室可推动的病床 3 张及吸引、氧气 1 套,抢救车(按照住院患者手术室规格配备及抢救用药)、手术室备液及药品(林格液、糖盐水、250ml 葡萄糖林格液、抢救药物)。

眼科日间手术中心日常工作操作守则及工作流程

一、针对日间患者的服务流程

为了规范患者进行日间手术的流程，确保患者能安全、高效地完成日间手术，整体的服务流程设置包括以下内容：

1. 日间手术预约、审核处　此部门根据该日间手术中心承接的病种、患者、医生不同而有所区别。以玻璃体腔注射日间手术中心为例，其承接的病种相对单一，即需要进行玻璃体腔注射药物的患者，但患者来自不同时段出诊的多名主任的门诊。因此日间手术预约处负责全眼科需要进行玻璃体腔药物注射患者的预约工作，符合玻璃体腔注射准入标准的患者，经日间预约处审核后在日间手术预约平台登记预约，给予注射日期信息，并同时完成术前准备宣教。以东区综合日间手术中心为例，其承接的疾病种类繁多，在日间中心进行手术的医生众多，且在同一手术日，同一名手术医生多需要兼顾病房手术和日间手术。为此日间手术预约处的功能不得不前移到每位手术医生团队内的专门负责医生处，即患者在门诊就诊后由手术医生团队内负责的医生根据患者的眼部和全身病情统筹安排患者是否进入日间手术流程，以及每个手术日内病房、日间患者的顺序安排。日间手术预约审查处则负责提前登记每日患者手术信息，审核患者术前准备是否充分，进行术前注意事项宣教。

2. 日间手术宣教处　根据患者的手术方式不同，中心制作了针对性的宣教手册和宣传短片。患者进行预约登记后，医护人员安排患者在医生办公室进行手术准备知识宣教;在手术当天,对于同一类型手术的患者进行关于手术配合和术后注意事项的集体宣教,对于不同类型手术的患者进行有针对性的手术配合和术后注意事项的一对一宣教,并向患者发放纸质宣教资料,在患者等候区和术后观察区滚动播放术后注意事项的宣教短片。

3. 日间手术室或综合手术室 由手术医生团队负责在手术前一天向承接手术部门递交手术申请单,对于在日间手术室安排手术的医生,由日间手术室对当日全部日间手术进行统筹安排,做到合理化、高效分配大型仪器设备;对于在综合手术室安排手术的医生,由相关手术室负责对日间患者进行合理化安排,尽可能缩短日间患者在院术前等候时间。患者在日间病房完成登记、眼别核对、全身及眼部检查、术前准备后,进入术前等候区等待手术,有序进入手术室手术,术后返回术后观察区进行术后观察。术中使用耗材由手术医生团队在手术前根据病情申领,术后根据实际使用情况进行记账及剩余耗材归还。术后由手术医生团队告知患者术后复查时间和地点。

4. 日间病房 院内特设固定的病房及床位供日间病房使用,由眼科统一安排医护人员进行管理。按照收治病种的特点,各专科制订相应的临床路径及准入制度,由日间病房统一管理、执行,保证手术医生、手术室、患者各个环节的无缝对接,保证日间手术的高效安全完成。患者在日间病房住院期间需要进行:登记、全身及眼部病情核查、术眼核对、围手术期宣教、术前准备资料核查、术前准备、术后观察、病历书写、费用核查、复查预约、完善报销手续等工作。

二、患者准入制度

患者的准入制度,是经眼科手术医生团队、日间病房医生护士团队、手术室护士麻醉师团队多方面协调和商讨制订的,日间病房实际工作中不断修正,是保证患者安全高效进行日间手术的关键。患者全身情况较稳定(规定如表3-1),适宜开展日间手术治疗。符合本院高危手术标准的病例,暂不安排日间手术,建议收入院治疗(具体见附录4日间手术准入及预约流程总则与细则)。

表 3-1　同仁眼科日间手术患者全身情况准入标准

对患者全身情况的要求:

1. 日间手术中心原则上接收全身情况稳定的患者手术。

2. 术前检查与会诊　术者或术者团队在门诊接诊患者时需开具完备的检查、化验,拿到结果后根据情况决定是否请相应科室会诊。

2.1. 全麻儿童　应有儿科会诊和麻醉科会诊记录,并且标注无全麻手术禁忌。

2.2. 全麻成人(≥45 岁)　需要有麻醉科及相关内科会诊意见,并标注无明显全麻手术禁忌。

2.3. 局部麻醉患者　以下患者进行内科会诊:

2.3.1. 高血压、冠心病、风湿性心脏病、心肌病等心脏器质性病变、心律失常的患者需要心内科会诊,评价心脏功能。

2.3.2. 糖尿病患者需要内分泌科评价血糖控制情况及糖尿病并发症。

2.3.3. 肾功能不全患者需要肾内科会诊评价肾功能及电解质有无紊乱。

2.3.4. 40 岁以上的成年人请内科会诊。

2.3.5. 严重感染患者,如梅毒确认试验阳性需要皮肤科会诊,艾滋病抗体阳性、活动性肺结核、急性肝炎患者需要相关传染病医院会诊。

3. 不接受手术预约的情况

3.1. 患者全身化验检查不完善,缺乏相应科室会诊。

3.2. 全身情况需要内科调整用药后才能控制的患者,请相应科室会诊。

3.3. 患者半年以内心肌梗死、脑梗死、脑出血病史,半年以内不稳定型心绞痛发作。

3.4. 近期抗凝药物使用,未见心内科会诊指导调整用药的患者。

3.5. 近期上呼吸道感染、发热等不能耐受全麻手术者。

3.6. 严重全身感染不控制的。

三、日间手术团队及各个部门的职责

按照现有日间手术中心工作模式,日间手术的团队分为手术医生团队、日间手术中心医护团队、手术室麻醉师护士团队、辅助科室团队。由医院总体负责各部门之间的协调与统一，由眼科负责按照统一的规章制度和统一的流程进行管理和监督执行，确保日间手术的顺利开展。

对日间患者施行手术医生负责制，即每一名日间患者由手术医生全面负责患者的医疗安全及病历质量，由日间手术中心、手术室护士、手术室麻醉师、眼科病房医生、病房值班医生、急诊值班医生、二线值班医生配合执行。各部门的分工和责任见表3-2。

表3-2 日间手术团队任务划分（总则）

团队	任务
手术医生及其助手团队	1. 门诊 筛选病人、开术前检查单并评估患者全身及眼部病情能否进行日间手术、术前用药指导 2. 手术相关 手术谈话及签署手术同意书、核查术眼及完成手术标识、术前风险评估、书写手术记录、术中耗材计费、对术后特殊情况进行交代、术后看病人、术后用药复查指导、病历质量监督、术后随访
麻醉医生	1. 术前评估 麻醉分级、术前禁食禁水指导、麻醉风险谈话及签字、术前补充检查提示、术前调整用药提示 2. 麻醉的实施 对标注需要进行心电监护或安定镇痛的患者进行血压、心率、血氧饱和度、心电图的监控；对于全身麻醉的患者进行上述监控及气道、意识监控 3. 全身麻醉后恢复室管理及评分 4. 术后进食、排便、起身指导
日间病房医生	1. 入院病历书写 2. 术前术后临床路径医嘱开具 3. 术前核查眼别 4. 术后按照术者要求配合进行病情观察 5. 出院前对患者进行出院评估 6. 病程及诊断证明记录

团队	任务
日间病房护士	1. 入院前健康宣教 2. 术前登记、全身病情核查、术前准备、术前宣教 3. 术后护理、术后护理宣教 4. 出院电话随访 5. 核对手术相关费用 6. 记录工作量
手术室护士	1. 配合准备手术器械、巡回 2. 记录手术费、手术室耗材费 3. 完成手术安全核查
辅助科室	1. 日间病房电子化信息维护 2. 办理出入院收费手续 3. 日间患者术后复查预约 4. 手术所需药物、耗材申领 5. 医保患者费用核查 6. 医疗设备维修 7. 手术室、病房日常保洁 8. 特殊化验、检查的执行

四、日间手术中心医生团队建设

日间手术的工作繁杂快捷，在规范化的流程操作中，随时都可能出现突发情况。因此需要日间手术中心的医护人员、麻醉师、管理者按照各自明确的分工各司其职，又要兼顾各个环节中的密切合作。充分发挥团队中每个成员的团队精神和奉献精神。

对于日间病房及手术发现的问题要及时沟通反馈，对于工作中需要改进的问题要尽快改正。对于新制订的规章制度要清晰地传达给每一个相关的工作人员。只有每个团队成员都有主人翁的意识并努力为建设团队努力，团队才可以进步。在日间病房的医嘱维护、电子病历模板建设、手术宣教方面，都体现了团队内成员的主观能动性，正是有他们的努力贡献，才能有日间病房制度的越来越完善。

五、日间手术中心手术医生准入制度

日间手术中心手术医生的准入制度是保证日间手术安全高效开展的基础制度，考虑到各专科手术具有自身的特点，经过眼科中心多次组织各专科主任商讨，参考原有眼科专科手术权限、北京市住院医师规范化培训手术要求、眼科手术分级，制订了日间手术中心手术医生的准入制度，由日间病房医护人员、手术室护士负责监督，对于不符合准入制度的医生，采用劝导和建议该医生请其他有资质带教人员帮带的方法，由相应有带教资格的医生带领完成手术。

手术医生准入制度分为：①眼科中心日间手术中心手术医生准入制度总则；②眼科中心各亚科专科手术手术医生准入制度分则。准入制度以眼科手术分级（各专科的手术分级细则见附录5）及医生职称作为依据。准入制度有以下特点：

1. 源于眼科手术准入制度，但资质要求更为严格。相对于传统住院手术而言，日间手术患者全身病情相对稳定，术后留院恢复时间较短，要求手术并发症少；相对于门诊手术而言，病种复杂，手术覆盖范围广。资质要求为高年资主治医师以上职称的医生。

2. 更为丰富的相关手术经验及处理手术相关并发症经验，方能开展相应的日间手术。

3. 兼顾眼科手术的普遍特点和各亚科手术的专科特点。日间手术中心的手术种类的全面性是保证日间手术正常发展的基础。眼科各亚科手术按照其收治的患者不同，具有不同的手术高峰期，比如白内障的患者多选择春季或秋季进行手术，儿童患者多在暑假或寒假集中就医。为达到日间手术的全年数量稳定及增长，必然要促使各亚科的手术全面开展，才能在不同专科手术数量的低谷期和高峰期合理搭配，确保整体日间手术的数量相对稳定。在日间手术医生准入资质要求中，所有二级及二级以下的眼科手术向全体通过北京市眼科住院医师二阶段考核，且完成眼科二线住院总轮转的主治医师开放。而三级及三级以上眼科手术多具有眼科各三级学科的专科特色,因此由日间手术中心提议,眼科中心组织相应专科制订了专科手术的医生准入制度,以确保患者能安全地完成手术。

4. 保证减少手术医源性损伤的同时给予眼科医生提高手术技术的机会。眼科手术人才的梯队性建设和人才储备,不仅是日间手术能够实现可持续性发展的要求,也是眼科中心发展的需求。在手术医师的准入制度中特别设立了专科手术的带教医师资格,由有带教资格的手术医师带领尚不具备专科手术资格的医生开展相应的专科手术,既可以避免医生手术技术欠缺给患者造成不必要的医源性损伤,也保证了年轻的眼科医生有手术发展的空间。而越来越多的眼科医生开展日间手术,可以保证日间手术中心的持续性发展。

第四章
眼科日间手术的术前审查

日间手术患者通常在术后几小时内离院,因此应将患者的安全放在首位,在确保安全的前提下,再进一步提高患者的周转率和手术难度。为了确保手术的安全和质量,需要特别注意患者的选择、病史的收集和各项准备。

一、日间患者的选择

由手术医生、麻醉医生在门诊对需要进行手术的患者按照全身情况、眼部病情及手术复杂程度进行筛选,其中符合日间手术准入标准的患者可进行日间手术。日间手术通常为手术时程相对较短的手术(小于 3 小时),患者按照 ASA 分级应该在 Ⅰ 级~Ⅱ级以上(表 4-1)。

日间手术患者的术前评价从内容上分为:①手术因素评价;②社会因素评价;③患者因素评价。由手术医生团队、麻醉医师、会诊医师团队在门诊对患者进行综合评价,符合日间手术患者准入标准的患者到日间中心进行复核预约,并对手术需特别注意问题进行标注。选择适合的日间手术适应证,可以减少术后并发症的发生,提高日间手术的质量,保证日间手术的安全。

1. 手术方面 随着眼科手术技术和设备的进步,大多数眼科手术可以在日间模式下进行,术前需要考虑的因素包括:手术的持续时间、术后疼痛的管理(如睫状体破坏性手术、巩膜外垫压、部分整形手术、复杂的斜视手术等患者术后会出现不同程度的疼痛,眼心反射所致的恶心、呕吐、心慌)、术后有无持续出血的风险、是否需要保持特殊体位、单眼患者术后行动不便、合并全身疾病的患者治疗

表 4-1 美国麻醉医师协会（American society of anesthesiologists, ASA）患者体质分级

ASA 体质分级	定义	案例，包括但不局限于此
ASA I	正常健康患者	正常，无吸烟史、饮酒史
ASA II	伴有轻度全身疾病的患者	病情轻，不存在永久的功能损伤。如吸烟者、应酬性饮酒者、怀孕、肥胖（BMI 在 30~40 之间）、控制良好的糖尿病或高血压、轻度的肺病等。
ASA III	伴有严重全身疾病的患者	存在永久性功能损伤；1 项或 1 项以上中重度疾病。如血糖控制欠佳的糖尿病或血压控制欠佳的高血压、慢性阻塞性肺病、严重肥胖（BMI≥40）、活动性肝炎、酒精依赖或成瘾、起搏器植入、射血分数中度降低、规律透析的终末期肾病患者、早产儿（孕龄小于 60 周）、3 个月前有心肌梗死、短暂性脑缺血、充血性心力衰竭病史等
ASA IV	伴有严重的持续威胁生命的全身疾病的患者	如 3 个月内出现的心肌梗死、脑血管意外、短暂性脑缺血、充血性心力衰竭、持续存在的心肌缺血或严重瓣膜病、射血分数严重降低、脓毒血症、弥散性血管内凝血、急性呼吸窘迫综合征或没有进行规律透析的终末性肾病等
ASA V	如不进行手术即将死亡的患者	如腹/胸主动脉瘤破裂、严重的创伤、具有挤压效应的颅内出血、存在严重心脏病或多器官衰竭的肠道缺血等
ASA VI	已宣布脑死亡的患者进行器官捐献	

全身病的时机(如恶性肿瘤患者的放化疗计划、血液透析患者的透析计划)等。

2. 社会因素 包括日间中心要求:①患者在日间中心报到、手术、术后观察离院需要有患者家属陪同;②患者在手术当天、第二天复查不能自己操控交通工具(包括电动自行车、汽车);③患者在手术当天、第二天复查期间务必保证通讯畅通。

3. 患者因素

其调查内容大致包括:①手术安全核查表(附录6):包括 ASA 分级、预计手术时间、切口情况、是否为感染手术、是否为器官手术等信息);②既往病史及是否规律用药调查;③结合术前化验结果评估患者全身疾病控制情况;④药物过敏史及药物不良反应史;⑤麻醉术前会诊记录(附录7):包括全身病史、药物过敏史、麻醉史(术后恶心呕吐、出血、血栓等并发症)、激素使用史等。

二、日间患者的审核

为方便手术医生团队在门诊筛查患者,表 4-2 为眼科日间中心结合北京同仁医院麻醉科的相关规定设计的术前准备清单。

在术前对患者的全身情况和眼部病情进行全面的评估是确保日间手术顺利完成的基础。日间手术中心对患者情况的审核分以下几方面:①手术团队对患者情况的审查;②日间团队对患者情况的核查;③手术室团队对患者情况的核对。

1. 手术团队对患者情况的术前审核包括(结合表 4-2 进行审核)

(1)完善门诊病历,建大病历,可以配合检查的患者病历上必须有完善的视力、眼压、泪道、前节、眼底情况记录及手术医嘱。

(2)开术前检查单,按照医院对眼科手术术前检查要求进行。

1)成人:血常规、尿常规、凝血三项、免疫四项、心电图,无明确全身病查肝肾常规,有全身病查生化常规。糖尿病患者需要进行糖化血红蛋白测定。

2）儿童：血常规、尿常规、凝血三项、免疫四项、肝肾常规、心电图、胸片，儿科会诊、麻科会诊。

（3）术前检查常见异常情况处理

1）血常规：血红蛋白小于70g/L，白细胞大于 10×10^9/L 经内科会诊明确有急性感染；血小板低于 50×10^9/L 伴有紫癜；白细胞数低于 4×10^9/L 经血液内科会诊需要进一步治疗。

2）生化常规：肝功能明显异常患者应请消化内科会诊，肾功能异常者请肾脏内科会诊。

3）凝血常规：活化部分凝血活酶时间是反映内源性凝血功能指标，用于检测肝素桥接治疗过程中用量。凝血酶原时间用于检测外源性凝血系统指标，是检测口服抗凝剂凝血功能的指标。纤维蛋白原是检测凝血过程中凝血因子 I 的水平，其减少主要见于弥散性血管内凝血等疾病。

4）乙肝表面抗原、丙肝抗体、梅毒确认实验和（或）过筛实验、艾滋病毒抗体：这些常见的经血液传播疾病的检出，有助于医务人员在诊疗过程中采取严格的消毒隔离措施，避免自身感染和交叉感染。

5）心电图：心电图检查有助于发现可能影响日间手术安全的严重的心脏疾病，如心肌梗死、严重的心肌缺血、严重的心律失常等，必要时需要结合超声心动图和患者的既往病史、心内科的会诊意见综合分析。

6）胸片：胸片检查可以发现不适合进行日间手术，特别是全麻手术的严重肺部感染性疾病和胸膜腔病变。近年来结核的发病率较高，在眼科门诊存在散发的无临床症状的肺结核患者，应结合患者眼部病情的紧急程度，决定是否推迟手术先行抗结核治疗，或者在有特定负压通气的手术间进行局部麻醉下的隔离手术。

（4）完成相应科室会诊：检查完成后，要核查患者术前检查，判断患者的全身化验结果是否需要内科会诊，按照相关科室的请内科会诊标准细则执行会诊，判断患者是否能耐受手术；只有按要求完成会诊，内科无特殊处理的患者,才能到日间病房预约手术。

(5) 术前谈话及签字:术前要充分交代手术风险,术者在门诊完成手术同意书签字,手术风险评估、交代、签字由专业组主治医师负责。原则上,高风险患者不适合日间手术(见眼科日间手术患者准入标准)。需要与患者核对手术眼别、手术部位。术前及术后用药:术前用眼药水的种类和次数。如术前需要散瞳、抗炎、降眼压、术中染色剂、请参考各专业组术前用药细则,术前在门诊开好。术后常规用药也需在术前门诊开具。

2. 日间团队对患者情况的核查 日间团队对患者信息的核查,有助于提高手术安全和效率。核查内容如下:

(1) 患者的眼部诊断和手术医嘱:是对患者手术眼别、手术方式的再次核查,提高手术的安全性。将患者手术日期、手术方式、眼别进行登记,方便手术当天患者术前准备。

(2) 患者全身情况的核查:为门诊工作查缺补漏,按照日间工作手册中高危患者的定义,对门诊检查和会诊后发现的需特别注意的患者,为手术团队、手术室团队进行重点标注提醒,对于未将会诊、检查结果反馈给手术团队的患者,建议患者返回手术团队进行相关结果咨询确认。

(3) 患者眼部情况的核查:对于手术相关的重要检查如冲洗泪道、超声检查、OCT检查等,按照各亚科制订的术前检查细则进行重点核查,确保手术顺利开展。

3. 手术室团队对患者情况的复查

(1) 核对患者手术标识:对患者手术眼别及术式进行确认。

(2) 核对准备好的手术耗材:对手术团队为患者准备的耗材、术前检查提示的耗材信息进行核对。

(3) 核对患者全身情况:是否为污染手术,并对患者血压、心率、血氧饱和度、心电图进行监控。

表 4-2 日间手术中心术前检查评估表

术前准备

常规眼部检查	常规全身检查	全身特殊情况	眼部特殊情况
( )冲洗泪道	( )血常规 ( )尿常规	( )心脏病或高血压 ( )心内科会诊	( )彩超
( )视力	( )肝肾功能 ( )免疫四项	糖尿病 ( )( )内分泌会诊	A 超 IOL 类型： ( ) IOL 度数： 预留度数：
( )视功能(视力低于0.03)	( )凝血功能	肾功能不全 ( )肾内科会诊	( )OCT
( )眼压	( )胸片	50 岁以上 ( )普通内科	( )角膜内皮镜
	( )心电图 ( )HbA1c	全麻患者 ( )儿科会诊 ( )麻科会诊	( )彩色眼底像

术前常规用药

抗生素		散瞳		抗炎
左氧氟沙星/氧氟沙星	QID 术前3天	硫酸阿托品	每日2次术前3天	百利特(醋酸泼尼松龙)
妥布霉素		复方托吡卡胺	每日两次术前3天	典必殊(妥布霉素地塞米松)
加替沙星				氟米龙
其他				普拉洛芬
其他药物：( )吲哚青绿 ( )曲安奈德		醋酸泼尼松		mg/d 连续 天

手术相关信息

手术室	麻醉	术者	术前准备	当晚住院	日间助手
6/16	局/全		洗眼/备皮/散瞳	是/否	是/否
手术日期			急诊手术	是/否	

以上由术者及术者助手在门诊填写

术者助手填写

项目	内容
手术日期	
押金	15 000/20 000
尚需完善项目	
特殊注意事项	单眼/青光眼/IOL/多次手术/全身情况差/其他:

日间医生填写

手术日期:

视力:	右	左		高风险
眼压:	右	左		单病种
诊断:				自费协议
				当日血压正常
				当日血糖正常
				签字单完善
				病历资料完善
				眼别确认
				术前准备完成

日间病房危急值管理预案

"危急值"是指患者检查(验)结果不正常,表明患者可能正处于有生命危险的边缘状态。临床医生需要及时得到该检查(验)信息,迅速给予患者有效的干预措施或治疗,就有可能挽救患者生命,否则就有可能出现严重后果,失去最佳救治机会。日间病房患者术前体检、术前复核、手术、术后观察过程中均可能出现危急值。原则上术前查体发现危急值的患者应暂缓手术,请相应科室诊治至能耐受眼科手术方可进行。危急值申报工作是由手术医生团队在门诊完成。但患者在日间病房住院期间出现的危急值,由日间病房医生协助手术医生完成,手术医生负责和组织对患者危急值的处理,危急值的定义使用医院的统一要求,见附录8。

为加强危急值管理,保证医技科室为临床提供及时、准确的检查(验)结果,避免危急值送达过程中信息的丢失及错误传达,督促临床重视危急值、及时采取干预和治疗措施,进一步保障患者安全,现针对危急值报告和处置的各个环节制订如下流程。对危急值的处理预案是对日间患者手术安全性的保证。

一、日间科室的职责

医技科室核实危急值的准确性后及时向临床首诊医师报告危急值,临床医生接到危急值报警后的责任包括:①接获危急值报告后,及时、准确转告给管床或值班医生;②管床或值班医师高度重视危急值,分析寻找出现危急值的原因;③及时予以合理处置并及时记录。

二、日间科室危急值处置流程

接到危急值报告后的日间处置流程如下：

1. 确认为危急值后，医技科室立即通过电话将结果报告给临床科室，了解临床信息并接受临床咨询，对检查(验)结果进行正确解释、提出合理建议。

2. 医技科室将危急值患者的姓名、科室、床号、病案号、检查项目、检查结果、复查(复核)结果、报告时间、报告者姓名、报告接获者姓名、备注等在"危急值登记本"上记录。

3. 接获者接到患者的危急值报告时，在本科室的"危急值登记本"上规范、完整的记录危急值患者的姓名、床号、检查项目、检查结果、报告者姓名与联系电话，接获报告的准确时间等，并复述确认。接获者在"危急值登记本"上签字。

4. 接获者立即将危急值通知患者的手术医生(手术医生不在或手术时，通知日间病房医生或值班医生)。

5. 手术(值班)医生在登记本上签字并记录接到通知的准确时间。

6. 手术(值班)医生根据结果，必要时咨询医技科室，对危急值患者进行合理处置(如复查、完善其他检查、调整治疗等)。

7. 医生在接获危急值通知后 6 小时内，完成病历中危急值接获时间、结果、分析及处理情况的记录(必须单独书写危急值记录病程)，并在"危急值登记本"上勾选处置情况。

8. 医技科室对临床处理危急值的情况进行登记、定期分析及反馈。

第六章

眼科日间手术围手术期全身及眼部情况的监控

眼科日间手术病种繁多,涉及患者年龄分布跨度广,包含基础病种类多。为保证日间手术的高效有序进行,将患者划分为需要特别关注的日间手术患者和常规关注的日间手术患者,对需要特别关注的日间手术患者的全身情况及眼部病情进行特别的监护,而对一般关注的日间手术患者按照日间手术的常规临床路径进行监护,有助于保证患者日间手术的安全性。患者的分类如图 6-1。

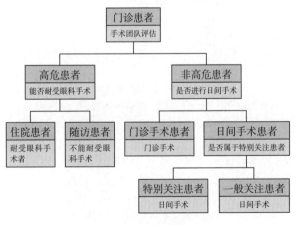

图 6-1　眼科患者的手术分类

一、眼科日间特别关注手术患者的定义和识别

根据眼科手术特点及患者全身情况特征,日间手术

中心将符合下述标准的患者定义为日间手术中心特别关注患者,在围手术期根据病情加强监护(表6-1)。在制订日间手术特别关注患者总则的同时,眼科中心针对各个专科,结合专科患者手术及患者自身特点,制订了各专科高危患者的分则(表6-2)。

表 6-1 日间手术中心特别关注患者标准

眼部病情特别关注患者		
项目	特别注意事项	日间中心监护项目
单眼患者(对侧眼视力小于0.02)	需要进行医务处高危者备案;需要有资质主任医师团队进行手术;关注患者手术当日眼部情况	患者高危手术备案单手术单需要有资质的主任医师围手术期关注患者术眼遮盖后生活不便,至少保证轮椅从等候室到手术室接送患者手术当日查视力、眼压、有无眼部感染注意安抚患者及家属紧张情绪
多次手术患者或非计划二次手术患者(≤1个月)	根据病情选择是否需要高危者备案;是否需要准备特殊耗材;关注患者手术当日眼部情况	患者高危手术备案单手术团队提前准备耗材是否完善根据手术团队提示手术当日复查视力、眼压、有无眼部感染注意安抚患者及家属紧张情绪
全身情况特别关注患者		
糖尿病患者	根据手术团队及内科会诊意见确定是否为高危者,一般存在以下情况者视为高危患者:①血糖控制欠佳;②近期改用胰岛素注射(小于等于2周);③合	内科会诊意见和围手术期控制血糖药物调整方案;肾功能不全患者需要肾内科会诊意见,注意透析方案;手术当日手术前的空腹或餐后血糖;血糖数据需及时反馈给手术团队,根据手术团队意见决定是否延缓手术、是否使用极化液

项目	特别注意事项	日间中心监护项目
	并糖尿病其他并发症,特别是肾功能异常、坏疽;④合并冠心病、高血压、脑血管变或血脂异常	及围手术期监控血糖的频率;内科会诊医生随时协助处理患者全身异常情况;确保急救设施完善;确保转科治疗全身病和眼部病变途径畅通
高血压患者	根据手术团队及内科会诊意见确定是否为高危患者,一般存在以下情况者视为高危患者:①术前1周内血压超过180/100mmHg;②存在慢性肾功能不全、脑卒中、冠心病、充血性心力衰竭、糖尿病病史	心内科术前会诊意见,注意围手术期抗凝药物、降压药物的使用调整;患者在日间病房报道时测量血压,及时将血压数据反馈给手术团队,住院期间根据手术团队意见决定监测血压频率;内科会诊医生随时协助处理患者全身异常情况;麻醉科协助缓解患者紧张情绪并负责术中监控血压;确保急救设施完善;确保转科治疗全身病的途径畅通
其他心脏病患者	根据手术团队及内科会诊意见确定是否为高危患者,原则上存在以下情况的患者不宜日间手术:①急性心肌梗死、冠脉再通手术6个月内;②严重的心律失常、心肌病或心	心内科术前会诊意见,注意围手术期抗凝药物使用的调整;患者在日间病房报道时测量血压、心率,及时将数据反馈给手术团队;术中监控心率、心电图、血氧;内科会诊医生协助处理患者术后抗凝药物方案调整;确保转科治疗全身病途径畅通

续表

项目	特别注意事项	日间中心监护项目
	包疾病伴有射血分数中度下降患者;③充血性心力衰竭不能平卧的患者	
神经系统疾病	近3个月内脑卒中、颈动脉狭窄支架术后、颅脑手术、蛛网膜下腔出血、脑神经麻痹、颅内感染、颅脑外伤等不宜进行日间手术	存在神经系统疾病患者需进行门诊神经内科或外科会诊,存在不能配合局部麻醉手术的意识障碍的患者,尚需麻醉科会诊。术中监控患者生命体征;术后必要时保证ICU监测全身情况
肿瘤、血液病、自身免疫病	治疗性手术:建议患者在全身病相对稳定的前提下进行病房手术;手术时间较短、出血较少、对患者全身影响较小的手术可在手术团队评估者眼部、全身病情后酌情开展日间手术。诊断性手术:为明确患者病因进行玻璃体腔、眼部组织取材活检的患者,经手术团队评估者眼部、全身情况后酌情开展日间手术	患者自身免疫力多低下,减少患者在院等候时间,设立等候区域,避免交叉感染

项目	特别注意事项	日间中心监护项目
呼吸系统疾病	根据手术团队及麻醉科会诊意见确定是否为高危患者,以下类型患者不宜进行日间手术:①慢性阻塞性肺疾病日常静息状态下不能平卧、口唇发绀;②近期发作的哮喘;③间质性肺病伴口唇发绀;④严重的睡眠呼吸暂停综合征	术中监控血氧饱和度、生命体征;术后根据麻醉科意见适当延长恢复室观察时间;确保急救设备完好和内科医生随时会诊协助诊治全身疾病;确保转诊治疗全身病的途径畅通
泌尿系统疾病	根据手术团队及肾内科会诊意见确定是否为高危,以下患者不宜进行日间手术:①慢性肾功能不全伴有电解质紊乱;②急性肾炎或严重肾病综合征低蛋白血症患者;③慢性肾功能不全少尿期未接受常规透析治疗;④肾移植术后6个月以内;⑤急性泌尿系统感染伴发热,未用药物控制	术前需要肾内科会诊及透析方案调整意见;围手术期尽量减少患者等候时间,单独安排等候区域,减少交叉感染;术中监控血氧饱和度、血压、心电图;确保急救设备完好和内科医师随时会诊协助治疗全身疾病

项目	特别注意事项	日间中心监护项目
儿童	根据手术团队及麻醉科会诊意见确定是否为高危患儿,应密切关注:早产儿、多次全麻手术的患儿、进行放化疗治疗的患儿、存在全身发育异常的患儿(特别是心血管系统、神经系统、造血系统等)	注意全麻患儿围手术期生命体征监测; 患者、手术部位标识; 禁食水时间及恢复饮食的宣教; 麻醉科和儿科对围手术期患儿全身情况的监控
运动系统疾病	近期(3~6个月)骨折、关节置换、关节矫正手术后不宜进行持续时间较长的日间手术;对于长期骨骼疾病导致不能平卧的患者,视眼部疾病和全身病情况决定是否进行日间手术	运动员手术应由手术团队与患者队医沟通明确用药禁忌,提前告知日间病房; 行动不便患者应尽早安排手术,减少患者等候时间
孕妇及产妇	由手术团队根据患者眼部病情及产科情况决定是否进行日间手术。原则上孕龄超过20周或产后4周内不宜进行持续时间较长或疼痛明显的局部麻醉手术	需术前有产科会诊意见,特别是孕妇的胎心监护、全身化验检查、孕产期凝血功能等; 应尽早安排手术,减少患者等候时间; 麻醉科协助术中监测孕妇及胎儿的生命体征; 产科病情发生变化时请产科医生会诊,保证转产科治疗的途径通畅

同仁眼科日间手术手册

表 6-2　眼科常见需要特别标注的病种及注意事项

玻璃体腔注射病房

需要特别标注病种	注意事项	监测内容
反复多次注射患者	注射中对疼痛感知明显；对结膜下出血发生敏感；对注射药物中气体进入玻璃体腔敏感；并发性白内障、眼内感染风险增加；反复出血病灶可能出现严重玻璃体腔出血	标注既往注射次数按照标准化流程进行术前麻醉药物点眼；按照标准化操作；术后严格复查；加强术后预防感染、出现视力症状及时就诊宣教
新生血管性青光眼	术后前房积血影响治疗；术后眼压控制不佳造成视力损伤	标注 NVG术前、术后监控眼压；按照新生血管性青光眼绿色通道尽可能完善术前治疗；术后按照绿色通道尽快转诊治疗；加强围手术期对疾病认识的宣教
视网膜静脉阻塞	可合并新生血管性青光眼、原发性开角型青光眼	标注:RVO术前、术后监控眼压；加强围手术期对疾病可能合并或继发青光眼及需要监测眼压的宣教
玻璃体腔注射曲安奈德	眼压升高和并发白内障风险	标注曲安奈德术前术后监控眼压；加强围手术期对监控眼压重要性的宣教

需要特别标注病种	注意事项	监测内容
眼内肿瘤患者	术后眼压波动渗出性视网膜脱离对视力影响；眼压高患者瘤体眼外扩散风险	标注眼内肿瘤严格按照操作规范进行注射操作；术前手术医生明确进针部位；密切随访
白内障日间手术中心常见特殊病种标注		
晶状体半脱位	术中、术后并发症风险增加；不能按常规方法将晶状体植入囊内的可能	术前准备特殊耗材:如悬吊晶状体或张力环；注意围手术期监测眼压；手术医生团队综合评价是否为患者开展病房手术
角膜内皮数量低下	术后角膜水肿及失代偿风险	术前签字强调角膜内皮数量异常；加强宣教及术后随访
合并青光眼、陈旧虹膜睫状体炎患者	术后眼压升高、眼内炎症反应增加可能	加强围手术期宣教及术前监测眼压,术后密切随访
合并眼底异常的患者	视力预后不满意；患者忽略进一步治疗眼底疾病	术前签字强调同时存在眼底异常；加强宣教；保证术后眼底疾病治疗途径通畅
东区综合日间手术中心常见特殊病种标注		
晚期青光眼患者	术后视力丧失可能	手术团队青光眼高危风险评估单标注:青光眼晚期；加强围手术期宣教；术前监测眼压、视力；尽量将患者手术安排在前

需要特别标注病种	注意事项	监测内容
		面,减少患者焦虑; 尽量全麻手术,避免球后注射对视力影响; 手术团队综合评估是否建议患者进行病房手术; 出现术后即刻视力丧失手术团队负责带领日间病房医护开展视力抢救治疗,并保证患者转入专科病房进一步诊治
高度近视患者手术时间预计超过1小时	特别是内眼手术,患者焦虑进展出现驱逐性出血、视力丧失风险	手术团队综合评估是否建议患者进行病房手术; 手术团队根据患者病情决定是否采用全麻手术; 术中或术后出现异常情况由手术团队负责带领日间病房救治,并保证转入专科治疗途径通畅
可疑恶性肿瘤,诊断性手术患者	如术中冰冻切片为恶性进一步清扫病变区域及重建引起手术时间延长的可能; 如术后病理明确为恶性进一步治疗全身疾病可能	手术团队综合评估是否建议患者进行病房手术或全麻下手术; 做好计划性二次手术的准备,并保证转入专科治疗途径通畅
眼内炎	玻璃体混浊、术中取材引起手术时间延长的可能; 术后需要密切抗炎抗感染治疗;	手术团队综合评估是否建议患者进行病房手术或全麻下手术; 多为急诊手术,需要关注患者全身情况;

需要特别标注病种	注意事项	监测内容
	内源性眼内炎患者合并全身基础性疾病病情较重	保证患者转入专科治疗途径通畅；及时反馈眼内标本微生物培养结果；手术团队指导日间病房进行围手术期全身应用抗菌药物指导；原则上内源性眼内炎患者术后多需要相应专科进一步治疗全身基础病，必要时ICU协助抗感染治疗，密切关注颅内、其他实质脏器有无感染灶
视网膜脱离未复位或再脱离患者	增殖性玻璃体视网膜病变、视网膜裂孔的处理引起手术时间延长；术后炎症反应重、眼压升高可能	手术团队综合评估是否建议患者进行病房手术或全麻下手术；多为急诊手术，需要关注患者全身情况；保证患者转入专科治疗途径通畅
复杂的斜视手术	如固定性斜视矫正、麻痹性斜视矫正、合并甲状腺相关眼病的复杂斜视矫正、大角度且病史长的共同性斜视矫正等因涉及手术眼外肌较多延长手术时间及增加患者不适可能	手术团队综合评估是否建议患者进行病房手术或全麻下手术；存在全身疾病，如甲状腺相关眼病、重症肌无力、颅脑外伤患者需要关注患者全身情况；保证患者转入专科治疗途径通畅

需要特别标注病种	注意事项	监测内容
复杂眼表重建、睑球粘连分离患者	因制备皮瓣、分离睑球粘连引起手术时间延长、出血风险增加、患者不适可能	手术团队综合评估是否建议患者进行病房手术或全麻下手术；保证患者转入专科治疗途径通畅

二、围手术期患者的全身情况监控

手术医生团队在门诊接诊患者时按照日间手术规定为患者开具术前检查项目并负责核查化验检查结果和相应科室会诊意见,对于符合日间手术患者准入标准的患者,将异常的可能影响手术的检查项目标注在门诊病历袋上,将术前需要复查的项目标注在日间手术通知单上。

日间病房团队根据手术医生提示,按照日间手术病房职责复核术前检查结果,对于门诊遗漏的重要检查项目进行补开,对于补开化验中出现的异常结果,日间病房提示患者前往手术医生处复核该结果是否影响患者进行日间手术。手术当日,根据日间手术通知单的注意事项,由日间病房医生对相应检测项目进行复核,如血压、血糖、视力、眼压等,并将数值及时通报给手术医生团队。

局部麻醉下进行手术时,常规监测患者的心率、血压、心电图、血氧饱和度指标。全身麻醉下手术时除了局部麻醉监测项目外,还需由麻醉师对患者进行意识、脑功能、气道、通气状况(吸入氧气分数、呼气末二氧化碳浓度、呼气末麻醉气体浓度等)的监测。

全麻术后由麻醉师和麻醉护士负责全麻恢复室内患者的全身情况监控,手术团队医生、日间医护人员负责返回日间病房后患者的全身情况监控。监控内容包括:意识状态、自主呼吸的恢复、疼痛、恶心、生命体征。

三、围手术期高危患者的全身情况监控

随着眼科日间手术病种的增多,眼科手术技术的提高,很多合并全身疾病的患者被纳入日间手术。为了确保上述定义中高危日间患者的手术安全和质量,本中心参考我国、国际相应疾病围手术期处理指南,制订了高危日间患者围手术期管理标准,使得日间高危患者的围手术期管理规范化和标准化。

眼科常见的需要特殊注意的全身病情术前准备如下:

1. 糖尿病　伴有糖尿病的患者围手术期心血管并发症、严重呼吸系统事件、伤口感染的风险都比不伴有糖尿病的患者增加。但 ACCORD 研究显示,严格控制血糖的患者手术后致残率高,可能与严重的低血糖相关。近期研究进一步提示血糖波动过大可能与手术后心血管事件的致残率相关。因此,在围手术期维持血糖平稳和维持血糖控制同样重要。

糖尿病患者,日间手术前的血糖评估包括:患者的糖尿病类型、降糖药物的使用、目前血糖控制情况(包括低血糖发作的频率、高血糖的症状、是否存在低血糖意识障碍),但尚需结合患者对糖尿病血糖控制的认知和控制能力、术前空腹静脉血糖、糖化血红蛋白和手术当日的餐后2小时血糖。日间患者与住院患者不同,无法获得在院术前血糖变化数据,因此鼓励患者自测术前空腹及三餐后2小时血糖,作为手术前评估其血糖控制水平的依据。1型糖尿病患者为胰岛 β 细胞损伤引起的胰岛素缺乏,术中易出现血糖波动,且低血糖和糖尿病酮症酸中毒发生率较高。2型糖尿病患者多为高胰岛素抵抗和代谢异常下出现的胰岛素分泌进展性损伤。与1型糖尿病患者相比,术中血糖波动较小,但患者可能出现高血糖的高渗状态。美国糖尿病协会建议糖尿病患者进行手术血糖控制的理想状态为糖化血红蛋白 <7% 且餐前血糖在 5.0~7.2mmol/L 或餐后血糖峰值小于 10.0mmol/L。我国 2013 年 2 型糖尿病防治指南指出术前空腹血糖应控制在 7.8mmol/L 以下,而餐后2小时血糖水平应控制在 10.0mmol/L 以下。但大

多数进行日间手术的糖尿病视网膜病变患者多数血糖控制欠佳，需要手术医生与麻醉师、内科医生、患者根据患者的其他全身糖尿病并发症、手术并发症风险、患者从手术获益等方面综合评估。但对于存在糖尿病酮症、高渗非酮症状态、脱水的患者应该暂缓手术。对于因紧张导致手术当日血糖升高但平时血糖控制良好的患者酌情决定是否推迟手术。

围手术期患者的降糖药物指导和饮食指导对于维持围手术期血糖稳定有关键意义。日间麻醉协会共识建议术中血糖控制在正常至 10mmol/L 之间。我国糖尿病指南建议术中血糖维持在 5.0~11.0mmol/L。在简单手术时不需要使用胰岛素，而中等难度及复杂手术时需要给予 5% 葡萄糖溶液 100~125ml/h，根据血糖水平给予胰岛素 - 氯化钾。日间手术中心对糖尿病患者围手术期的血糖管理从以下几方面入手进行把控：①由日间手术中心医护人员对患者在预约流程中对上述内容进行宣教，注意事项见表 6-3，中效胰岛素或预混胰岛素的剂量调整需要根据公式（胰岛素注射间隔时间 - 在胰岛素注射间隔内禁食时间）/ 胰岛素注射间隔时间，并根据内科会诊意见进行调整；②手术当日根据患者血糖水平，由日间手术中心进行密切血糖监控，由手术医生团队、麻醉师、日间病房共同承担围手术期高血糖、低血糖处理；③合理安排糖尿病患者手术时间，尽可能安排在手术当日第一台，以减少手术对日常胰岛素注射和血糖控制的影响；④对于持续时间较长的手术，术中根据患者禁食水时间给予补液治疗，通常选用林格氏液，对于禁食水时间超过 6 小时的患者，给予葡萄糖注射液和中和剂量胰岛素、氯化钾治疗（表 6-3）；⑤术后患者应该根据病情密切监测血糖，并给予术后恢复饮食及恢复药物指导。

2. 高血压或白大衣性高血压　对于有高血压病史的患者术前需要进行血压控制情况、用药情况及高血压相关靶器官（心脏、脑、肾脏）损伤程度的心内科会诊评估。按照我国高血压防治指南，在术前应继续降压治疗，宜选用长效降压药物并在术日早晨继续服药。日间手术中心对高血压患者血压监控措施如下：①术前宣教降压的药物使用和控制血压的重要性。②术前血压检测大于140/90mmHg的高血压患者嘱服药静坐后30分钟复测血压。③术中进行血压、心率监控。④对于平时血压监控良好，围手术期出现急性血压升高的治疗原则是保护靶器官功能。轻中度高血压不伴有代谢紊乱或心血管系统异常需在密切监控血压、缓解患者紧张情绪的情况下手术。如血压超过180/110mmHg，需要手术医生、麻醉医师权衡手术利弊再做决定。⑤如术中短时间内血压增高且超过180/110mmHg，需请麻醉科会诊是否协助静脉降压，即刻目标为30~60分钟内使舒张压下降至110mmHg，在之后2~6小时将血压降低至160/100mmHg。⑥对于手术中出现高血压急症的患者，术后应密切观察血压变化。对于术中因血压过高终止手术，术后血压恢复正常（白大衣性高血压）的患者，原则上当日不再进行手术治疗，根据患者全身情况择期手术，并建议给予安定镇痛或全麻准备。⑦对于全麻手术患者，术前至少停用含有利血平成分的降压药物1周，以避免肾上腺素耗竭出现全麻术中难治性低血压。

3. 抗凝药物使用　尽管在眼科手术中使用阿司匹林或华法林在循证医学研究中被界定为可能或很可能不增加手术出血风险，但眼科患者，特别是进行眼科手术的中老年患者，多合并全身疾病，术后受视力及疼痛影响活动减少、卧床增加，因此本中心按照中国普通外科围手术期血栓预防与管理指南（2016版）结合内科评价，进行患者围手术期抗凝药物调整。首先，手术医生和麻醉医生对患者静脉血栓栓塞风险进行评估，选用Caprini模型血栓风险因素评估表（附录9）进行评估。根据手术出血风险、患者血栓风险、术后限制活动时间，结合凝血功能检查结果和内科会诊意见，决定围手术期抗凝药物的调整：①对于正在接受阿司匹林治疗的且伴有血栓栓塞中危或高风险的患者，建议手术期间继续服用阿司匹林治疗；②对于正在接受阿司匹林治疗的且伴有血栓栓塞低风险的患者，建议术前停用阿司匹林7~10天；③对于接受阿司匹林进行心脑血管二级预防的患者,围手术期无须停用阿司匹林;④患者有机械瓣膜、房颤或深静脉血栓病史,围手术期停用华法林治疗,改用低分子肝素钠肌内注射桥接治疗,术前24小时停低分子肝素治疗,术后12~24小时评估无血流动力学问题,恢复华法林治疗;⑤冠脉支架放置6个月内不推荐进行择期手术,如6个月内必须进行手术,围手术期继续抗血小板治疗;⑥使用抗血小板治疗、口服维生素K拮抗剂、双联抗血栓治疗的患者、有机械瓣膜、房颤、静脉血栓高危因素、冠脉支架植入等病史的患者,术前内科会诊调整用药。

4. 上呼吸道感染 日间手术患者如存在急性上呼吸道感染(出现体温超过37.4℃并伴有上呼吸道感染症状如咳嗽、咽喉肿痛、咳痰等),应暂停手术,待症状消失后再次进行日间手术预约。预约日间手术的小儿患者,特别是早产儿,抵抗力低下,急性上呼吸道感染可能引起肺炎、支气管炎,导致呼吸道病情迁延耽误眼部病情,应尽量避免交叉感染,积极治疗后再次手术预约。

表 6-3　糖尿病患者禁食水极化液疗法

血糖 (mmol/L)	5% 葡萄糖 500ml 加入胰岛 素量(U)	血钾 (mmol/L)	5% 葡萄糖 500ml 加入氯化 钾(mmol/L)
<4	5	<3	20
4~6	10	3~5	10
6.1~10	15	>5	不加
10.1~20	20		
>20	暂停手术		

第七章 眼科日间手术术前准备

　　充分的术前准备,包括患者自身的术前准备和日间手术的术前准备,是保证日间手术顺利进行的重要环节。

一、手术风险交代及手术高危备案

　　由手术团队负责日间患者的手术风险交代,并对需要特别关注的患者按照医院高危者规定进行备案。日间手术患者与住院患者不同,在手术医生门诊进行手术风险的告知和手术结果预期,时间相对有限,患者往往不能充分与医生交流自己的顾虑及对手术的理解,因此对于三级以上的专科手术,由手术医生团队的主治医师接诊患者,根据手术医生在门诊交代的手术风险及预期,与患者及家属充分沟通对手术的理解后进行签字。争取使患者及家属对于手术结果的预期和手术风险的理解与手术医生达成一致,有助于患者在手术过程中消除不必要的紧张情绪,在围手术期更好地与医生配合。对于日间手术需要特别关注的患者,特别是眼部病情需要特别关注的患者,日间手术中心从强化手术医生和患者对手术重视的目的出发,要求对这一类患者术前进行手术高风险备案,备案文件由医务处备案。对这一类需要特别关注的患者术前病情交代的重视,使患者及家属能更充分地意识到自己疾病的严重程度,有助于更好的理解术后结果及配合医生处理并发症。

二、患者术前心理准备及个人卫生准备

　　患者术前在日间手术中心进行登记时,由日间医护人员对患者进行术前宣教,协助患者及家属熟悉眼科手术

术前的心理和卫生准备,减少因患者个人卫生、休息异常引起的手术取消对日间医疗资源的浪费,使得日间患者能更熟悉日间手术规定,更好地配合日间手术。日间手术中心对患者术前的要求包括:①保持规律的作息,避免术前过度劳累;②术前一天进行个人卫生清洁,洗澡、洗头、剪指甲;③术前按照医生要求进行眼部及全身药物治疗;④手术当日注意长发的梳理方法,不戴假发、首饰,不化妆(特别是眼妆,包括假睫毛、双眼皮贴、眼膏、睫毛膏等)。

三、患者手术标准规范化着装及安全标识(患者身份及手术部位)

手术当日患者在日间手术中心报道后接诊护士负责核对患者身份(包括患者姓名、年龄、身份证号或现住址),为患者佩戴身份标识一次性腕带,并嘱咐患者要佩戴腕带,腕带在第二日门诊复查后才可以丢弃。日间手术中心医生负责按照手术团队开出的手术申请单、手术医生门诊医嘱,与患者及家属核对手术部位(眼别),为患者进行手术眼别标记,并嘱咐患者及家属在进入手术室前不能将该标识去除。对于核对过程中发现患者主诉手术眼别和病历记录不符的患者,暂停手术,由手术医生确定眼别并重新和患者沟通后再行手术。手术室护士按照手术申请单与麻醉师、手术医生一起,在麻醉前、手术前和手术后与患者核对手术眼别及患者身份(患者姓名、年龄以及个人信息,现住址、身份证号、联系人信息其中一项),核实无误后三方签字后进行手术。

四、特殊术前眼部用药说明

由手术医生团队在门诊根据患者的眼部情况给予术前特殊用药。在病历中进行医嘱标注。日间手术中心医护人员按照门诊病历记录的特殊眼部用药填写术前特殊眼部用药卡(表7-1、表7-2),向患者及家属说明特殊用药的用法及用量。

表 7-1 日间手术中心特殊眼部用药卡

尊敬的患者,为保证您能顺利完成日间手术,请您的家属协助您按照以下要求在术前使用以下眼科药品:

药物名称		早晨	中午	下午	睡前
	右眼				
	左眼				
	右眼				
	左眼				
	右眼				
	左眼				
	右眼				
	左眼				
	右眼				
	左眼				

谢谢您的配合,祝您手术顺利,早日康复。

北京同仁日间手术中心

表 7-2 眼科日间手术常见疾病的特殊用药

疾病名称	药物名称
慢性葡萄膜炎	免疫抑制剂、口服泼尼松、局部激素眼药水
眼内炎	全身抗感染药物、局部抗生素眼药水、激素眼药水
脉络膜脱离型视网膜脱离	口服泼尼松、局部激素眼药水
青光眼	各种控制眼压的口服药及眼药水,需要关注手术对侧眼用药

五、特殊全身用药说明

日间患者可能合并全身其他疾病,如糖尿病、高血压、冠心病、其他心脏病等，这些基础病的药物治疗是长期的，因此眼科手术期间如何使用内科药物治疗基础病，特别是需要禁食水的患者，需要参考内科相应科室会诊意见对患者进行指导。

眼科日间手术管理

一、手术安全核查和监控

日间手术中心的患者虽然在院时间仅有 24 小时,但是手术安全核查工作与病房患者一致。患者手术相关的安全核查包括:患者身份核查、患者手术部位核查、患者病史核查。

患者从病房等候区进入手术室时,由手术室接送患者人员与病房护士一起核实患者腕带信息与患者是否一致,是否存在手术部位标识。在患者胸前粘贴手术室按照手术申请单填写的患者基本信息卡(表 8-1)。

表 8-1　患者基本信息卡

手术患者信息卡		
姓名:	年龄:	性别:
手术医生:	手术方式:	
手术眼别:	手术日期:	

患者进入手术室后,在手术等候区由手术室主班护士负责按照病历、签字单、手术申请书与患者核查患者的身份、手术眼、手术医生。核查无误后完成术前准备,如散瞳、洗眼、表面麻醉、术前特殊用药服用。

进入手术间后,手术巡回护士、手术医生或第一助手、麻醉医师在患者麻醉实施前、手术区域消毒前、手术结束离开手术间前均需要核对患者信息,填写手术安全核查表(表 8-2)。

表 8-2 北京同仁医院手术安全核查表

北京同仁医院手术安全核查表

姓名：　　　　性别：　　　　年龄：　　　　科别：

麻醉方式：　　　　手术名称：　　　　病案号：

术者：　　　　手术日期：

麻醉实施前	手术开始前	患者离开手术间前
患者姓名、年龄、性别正确 是□否□	患者姓名、年龄、性别正确 是□否□	患者姓名、年龄、性别正确 是□否□
手术方式确认是□否□	手术方式确认是□否□	实际手术方式确认 是□否□
手术部位与标识正确 是□否□	手术部位与标识正确 是□否□	手术用药、输血核查 是□否□
手术知情同意是□否□	手术、麻醉风险预警	手术用品清点正确 是□否□
麻醉知情同意是□否□	手术医生陈述： 预计手术时间□ 预计失血量□ 手术关注点□ 其他□	
麻醉方式确认是□否□		皮肤是否完整是□否□
麻醉设备安全检查完成 是□否□		各种管路： 中心静脉管路是□否□
皮肤是否完整是□否□		动脉通路是□否□ 气管插管是□否□
术野皮肤准备正确 是□否□	麻醉医师陈述： 麻醉关注点□ 其他□	伤口引流是□否□ 胃管是□否□ 尿管是□否□ 其他：
静脉通道建立完成 是□否□		
患者是否有过敏史 是□否□	手术护士陈述： 物品灭菌合格	患者去向： 恢复室□

抗菌药物皮试结果 有□无□	仪器设备完好□ 术前 30min-2h 内 给予预防性抗生素 是□否□ 其他:□	病房□ ICU 病房□ 急诊□ 离院□
术前备血有□无□		
血型正确有□无□		
假体有□无□	是否需要相关影像 资料 是□否□	其他:
体内植入物有□无□		
影像学资料核实 是□否□		
其他:	其他:	
手术医生签名	手术医生签名	手术医生签名
麻醉医生签名	麻醉医生签名	麻醉医生签名
手术室护士签名	手术室护士签名	手术室护士签名
年 月 日 时 分	年 月 日 时 分	年 月 日 时 分

返回病房后由日间病房护士、手术室接送人员与患者及家属核对患者身份,送回相应病房观察。

二、手术临时更改的预案及处理

手术中因患者病情需要临时更改手术方式、麻醉方式、手术部位的,需要按照手术临时更改预案进行处理。手术医生对手术相关的更改负责,手术室护士、麻醉师、日间病房医护人员积极配合和监管,确保患者顺利完成手术。术后需要由手术医生、麻醉医生、日间病房医生填写手术临时变更说明进行备案。

1. 手术方式更改 因患者术中探查发现病情与术前预期不同需要更改手术方式的,术中视患者病情由手术医生或第一助手与患者和家属分别说明病情,征得患者口头同意和家属书面签字后方可更改手术方式。手术医生或助手需要通知日间病房医护人员,对手术方式变更原因、变更术式、是否需要特殊耗材、术后特别注意事项、是否已经联系转科进入病房观察向日间医护人员进行交代,日间病房医护人员可在必要时协助患者申领特殊耗材、保留日间观察床位、联系相应病房办理转科手续。手术结束后,由手术医生、日间病房医生共同完成术后访视患者,向患者说明病情、手术情况及术后注意事项。由手术医生填写《日间手术更改备案》(表 8-3),签字备案。

表 8-3　日间手术更改备案

患者基本情况: 姓名:性别: 年龄:病历号:	手术信息 手术医生: 手术日期:
原定手术方案:	实际手术方案:
原定手术眼	实际手术眼
是否取消手术	
更改原因:	
术者签字:	

2. 麻醉方式更改　因患者全身情况、术前准备情况发生变化,全身麻醉改为局部麻醉手术时,需要手术医生或第一助手口头通知患者和家属,征得患者及家属同意后,告知日间病房医护人员更改麻醉方式原因,由日间病房医生征得患者家属书面签字后更改麻醉方式。术后由日间病房医生对更改麻醉方式的原因进行备案登记。原则上患者不能耐受局部麻醉手术应暂停手术,重新指导患者在日间病房预约全身麻醉手术。

3. 手术部位更改　各种原因导致的手术申请单登记手术部位与实际需要手术部位不符,需要手术医生根据客观检查资料核查、明确手术部位,确定患者手术眼的术前准备是否充分,门诊手术相关医嘱、手术知情同意书的手术部位是否正确,第一时间通知日间病房是否延期手术、是否更改手术眼别。需要更改手术眼别的患者,需暂停手术,返回日间病房等候区,由手术医生在日间病房医护人员陪同下向患者和家属说明更改手术部位,完善手术知情同意书签字,待日间病房医护人员确认医嘱、术前准备、手术知情同意书、门诊手术相关医嘱完善后再次向手术室发送手术申请,由手术室再次接患者入手术室手术。术后由日间病房填写日间手术变更备案,手术医生签字备案。对于两次以上更改手术部位的医生,由日间病房主任及日间病房护士长对手术医生给予口头批评。

4. 临时取消手术 对于因为各种原因取消原有手术申请单上申请的日间手术的患者,手术医生应及时通知日间病房,并告知取消手术原因。常见的原因包括:①患者自身疾病因素:如全身病控制欠佳、眼部新近出现的急性感染、不能耐受局部麻醉手术、病情变化需要更改手术方式等;②患者的社会因素:如无家属陪同手术、临时因个人原因拒绝手术、手术费用未到位等;③医生因素:如手术室设备故障、手术医生临时取消手术、更改手术等。日间病房医生负责将取消手术的病历进行备案。因手术医生原因取消手术的,由日间病房护士长提醒相应手术医生尽量减少临时手术取消,避免浪费日间医疗资源。

三、手术中贵重耗材的申领、保管、计费和归还

患者手术的手术室术前准备:当日进行手术的患者原则上按照先全麻后局麻,先无菌后有菌,先经血传播疾病检查阴性患者再阳性患者的顺序进行手术。手术室护士按照手术申请单准备手术需要的器械及耗材。普通耗材如缝线、手术贴膜、国产黏弹剂等物资,由手术室库房统一调配;高值耗材如人工晶状体、进口黏弹剂、角膜保护剂、硅油、重水、人工骨、义眼台等物资,由眼科耗材库进行保管并编码,手术团队于手术日按照眼科规定手续进行申领,术后需要认真核对使用耗材条码,进行记账,杜绝漏费、错费现象。手术日结束后由高值耗材供应室与日间病房记账护士核对高值耗材借出情况,日间病房记账护士根据手术志记录、手术室记账单、医嘱单记录、高值耗材借出

记录核查患者是否使用高值耗材,核查无误后方可为患者办理结账出院手续。如发现耗材漏记、错记,由日间病房护士联系手术医生,由手术团队负责补录耗材。日间病房护士负责记录耗材漏记和错记备案,对两次以上漏记或错记手术耗材的手术医生,由日间病房主任和日间病房护士长对其进行口头批评。

四、非计划二次手术/入院管理

非计划二次手术是指在同一次住院期间因为各种原因导致患者需要进行计划外的再次手术。日间手术患者在手术治疗当日 24 小时内出院,仍需要监控在患者离院期间发生的因医源性因素或非医源性因素引起的计划外再次手术。因此将日间病房的非计划二次手术定义为在病人术后 30 天内因直接或间接的手术并发症而再次手术的患者,其中计划性分步骤治疗不在非计划二次手术定义内。

1. **非计划二次手术** 是手术科室医疗质量管理的重点。日间病房患者在院停留时间短,术前的手术适应证选择、手术风险评估、术前对病情及手术风险的交代、手术中的规范化操作、术后随访计划、手术及术后注意事项宣教、并发症的早期发现和干预等环节都必须引起手术医生团队的充分关注,尽量避免非计划二次手术的发生。出现非计划二次手术的患者原则上应收入院进行二次手术并向医务部报备。预防措施:

(1)术前环节:手术医生团队完成患者的术前评估和术前各项准备后才能到日间病房进行预约,根据眼科疾病的普遍特点,要求必须有 2 周内的视力(视力发生变化需要手术当天复查视力)、眼压(存在眼压异常的患者手术当天复查眼压)、4 周内的血尿常规、3 个月内的免疫检查、凝血检查、肝肾功能、胸片、心电图检查(存在异常的患者术前需要复查)。开展术前讨论,确定诊断、手术适应证是否明确,手术方式选择是否合理,手术风险评估及术中注意事项,填写手术风险评估表(对手术切口、手术持续时间、麻醉分级评估、手术部位等进行评估)、手术方案、患者术前准备、患者术中病情意外情况处理预案,患者是否签署手术知情同意书。

(2) 术中环节:手术医生、手术室护士、麻醉医生认真执行手术安全核查规定,完成手术安全核查签字。手术室护士严格按照手术医生准入标准判定手术医生是否有资质进行日间手术。手术操作过程中手术医生应该加强思想上的重视,严格按照手术操作规范进行手术。对术中出现的意外情况、并发症能果断合理的处理,需要更改术式的需按照日间手术更改术式的预案进行操作。确保手术器械和敷料核查无误。手术记录必须在手术当天完成,记录者为术者或第一助手,记录需要手术医生确认无误后签字。

(3) 术后环节 对手术中出现意外或并发症的患者,手术医生应在手术结束后向患者及家属说明病情及手术情况,向日间病房医护人员交代术后是否延期观察、是否转科治疗、术后注意事项。应对患者进行密切随访,便于并发症的早期发现和干预。

2. 非计划二次手术预案 日间手术患者在出院后30天内进行再次手术者,需要手术医生主动在再次手术12小时内上报医务处,由医务部调查确定再次手术是否为非计划二次手术,由手术医生团队填写《非计划再次手术上报表》送医务部备案。原则上非计划二次手术应为住院手术,因患者病情需要,手术医生确认需要再次进行日间手术的,需要由手术医生团队在提交日间手术申请单时向医务部备案非计划再次手术后方能进行手术。日间病房护士长负责收集日间非计划再次手术上报表附件,由眼科医疗主任定期组织科室进行非计划二次手术的讨论分析,应本着客观的态度,从疾病的评估、手术适应证的确定、手术方式的选择、围手术期管理、手术并发症的处理、感染的控制预防等方面进行认真分析,查找原因,总结经验,吸取教训,提出整改措施。手术医生应加强三基三严训练,按照住院患者手术管理制度、日间术前准备要求做好围手术期工作,加强工作责任心,尽量减少非计划二次手术。

五、延迟出院管理

延迟出院是衡量日间手术质量和安全性的重要指标。延迟出院的定义为住院时间超过 24 小时,需要转回专科或社区进一步观察的成为延迟出院。其原因包括:①患者手术相关并发症:包括手术并发症或麻醉并发症,需要进一步密切留院观察;②患者全身因素、社会因素:各种原因所致患者不方便在手术后第二天来院进行复查的,如单眼患者、全身疾病行动不便的患者、全麻术后的早产儿等。对于延迟出院的患者,手术医生团队和日间医护人员都应对患者需要观察的病情予以充分重视,按照手术医生的要求进行访视,以便及时发现问题。

在日间手术模式下,手术医生应该严格把握患者的手术适应证和禁忌证,按照日间患者准入标准严格筛选患者。对于行动不便、高危的患者尽量采用住院手术方式进行诊治。以保证日间患者围手术期的医疗安全。

眼科日间病房的护理管理

一、日间手术中心管理制度

1. 日间手术中心的管理工作由日间手术中心负责人统一管理,院领导、相关科室负责人及各级医护人员应尊重和支持其工作,共同做好管理工作。

2. 日间手术中心门诊、病房、手术室要协调一致,听从领导统一安排,积极配合,共同完成日间手术中心医疗护理工作。

3. 各级工作人员要严格遵守医院的各项规章制度,工作中严格执行医疗护理常规制度,确保医疗护理安全。

4. 各级工作人员在为患者服务过程中,要严谨认真,热情周到,保证日间手术的顺利进行。

5. 各工作区域要备好抢救设备及药品,仪器要定期进行检查,随时保持备用状态。

6. 加强手术医生的管理。日间手术中心门诊阶段的医生要认真完成手术患者的术前准备,仔细核对 A/B 超,确保晶状体单信息正确(手术日期、姓名、眼别、晶状体类型、晶状体度数、预留度数)。

7. 落实分时预约制度,按预约先后顺序安排患者来院时间(每 15 位患者延后 1 小时)。认真查看化验单,妥善安排好乙肝、梅毒阳性等患者的手术时间。

8. 认真做好手术同意书的签字工作(同意书内容、抬头需要填写完整,患者签字,主刀医生签字,不能只盖章,左右眼无误)。

9. 门诊护士长要合理安排护理班次,日间手术门诊阶段有专人管理,认真做好手术患者术前各项检查工作,护理人员要认真完成手术用药及相关事宜宣教工作,有序做好当日手术患者的转运工作。

10. 门诊护士长要加强门诊医护术后换药管理,规范院感要求,严格监督检查,每位医护人员要认真按医院感染控制要求去做,杜绝院内感染的发生。

11. 手术室护士长要加强日间手术中心手术室的管理工作。规范日间手术要求,保证手术顺利进行。

12. 日间手术中心手术室全体员工必须按照手术室规范要求去做,按照分工做好各自工作,保证万无一失。

13. 日间手术室护士要认真做好手术核查工作,术前,核对门诊病历中的患者姓名、眼别、晶状体类型、晶状体度数、预留度数,核查手术同意书左右眼别无误,患者签字,手术医师签字。术后,门诊病历档案袋随患者返回病房。

14. 日间手术病房按病房统一要求,由护士长统一负责管理,进一步加强入院后手术患者的健康宣教,认真做好患者的术前准备。

15. 病房护士要及时与手术室沟通协调,做好病人的转运工作,保证手术有序进行,按计划完成。

16. 日间手术病房医生按照病房医生的统一要求去做,认真完成日间手术患者的医疗管理工作,对患者进行认真检查,及时完成住院病历的书写。

17. 病房护士长要监督检查护士做好病例的整理工作,归纳完成完整的日间手术病历。

18. 日间手术中心在不断完善的过程中,要集中统一管理,不断改进,不断提升,为患者提供满意服务。

二、日间手术室管理制度

1. 严格手术室准入制度,进入手术室的工作人员必须正确着装。更换专用拖鞋、刷手衣裤,上衣扎进裤内。正确佩戴口罩、帽子,头发不外露,剪短指甲。摘掉各种饰物如戒指、手镯、手表、长耳环等。不得将手机带入手术区域内。外出时应更换外出衣、外出鞋。每次手术完毕,手术衣裤、口罩、帽子、拖鞋必须放在指定地点。

2. 手术室应保持安静、整洁,禁止吸烟及大声谈笑与手术无关的话题。

3. 手术室内的药品、器械、敷料应专人保管,定期查对,及时修理、补充,用后放在固定位置。手术器械和设备应保持完好,无特殊情况不得外借。

4. 手术室大型仪器设备应固定放置、专人保管、定期维修、保养,并详细记录。

5. 抢救车、除颤仪每日专人负责清点、查对,保证在有效期内并处于备用状态。

6. 日间手术通知单由门诊医生手术前一日中午 12 点以前传送至手术室,日间全麻手术申请单一式四份送至手术室、麻醉科、恢复室及晶状体库安排次日全麻手术。

7. 因故更改、增加或暂停的手术,日间病房医生、主班护士应及时通知到手术室准备间做好交班。

8. 日间病房医生为患者做好术眼标识,接手术患者入室前应遵守手术安全核查制度,严格核查日间手术患者的姓名、住院号、手术名称及手术部位标识、检查携带用物、全面评估患者全身情况。

9. 手术室护士应在手术开始前做好一切与手术相关准备工作。

10. 严格遵守手术室各项规章制度,护士不得因个人原因擅自离岗或脱岗。

11. 以患者为中心,发生紧急情况时及时呼救,团结协作,密切配合医生做好危重患者抢救工作。准确记录各项监测指标,随时观察病情变化,发现异常立即报告医生,采取积极有效措施,做好配合工作。

12. 对日间手术的患者要做好详细登记,按医院规定每月上报科室日间手术例数。

13. 严格遵守无菌操作技术规程,区分手术切口等级,先做清洁伤口再做污染伤口的手术。

14. 手术结束后应及时清理手术间卫生,血迹、污渍彻底擦拭。每周进行一次彻底卫生清扫。

15. 每季度做空气培养、物体表面培养、医务人员刷手培养、各种灭菌锅的芽胞培养、器械采样培养,结果异常应立即上报并采取有效措施。

16. 规范医用垃圾处理流程,所有垃圾分类处理。装载和运输符合医院相关规定,有记录和签字,便于追溯。

17. 手术室护士长全面负责手术室安全,地面保持清洁干燥,消除患者安全隐患,消防通道保持通畅,无障碍物,消防设施齐全,标识醒目,专人管理定期检查,定期培训演练。

三、眼科日间病房护理工作流程

1. 患者在眼科门诊开具日间病房手术预约单和住院证并预约好手术日期。

2. 门诊专职护士为患者进行手术宣教、发放宣传材料。

3. 手术当天患者持住院证、手术预约单到一日病房窗口交押金办理入院手续后到日间病房做术前准备。

4. 专职护士认真做好术前准备,包括:入院评估、生命体征监测、各项护理记录。

5. 专职护士遵医嘱执行手术前准备和相关配合,如术眼点散瞳药等。

6. 辅医员护送患者坐手术专梯至手术室,与手术室辅医交接后等待手术。(特殊患者日间病房护士与手术室护士进行沟通后单独进行交接)

7. 手术完毕由手术室辅医员将患者及病历送至日间观察室与专职护士进行交接。

8. 专职护士密切观察患者病情变化,若患者有不适主诉及时通知主管医生进行下一步治疗并填写护理病情变化记录单。

9. 专职护士在观察患者病情变化过程中应及时完成以下工作:术后宣教、查账、完善住院病历。

10. 专职护士为患者及时准确办理出院手续。

11. 告知患者换药时间、复诊时间、地点及复诊方式。

12. 整理病历,按照要求查指控、存放、归档。

13. 填写每日报表及患者信息汇总。

四、日间手术各岗位职责

(一) 护士长岗位职责

1. 护理质量

(1) 制订护理质量管理计划:根据医院护理部和科室对于质量管理的要求,制订日间手术中心护理质量管理计划(如:目标、管理项目、绩效考核标准等)并按计划培训、实施,全面落实优质护理服务工作。

(2) 落实质量管理工作

1) 专人负责:指定专人负责日间手术中心护士培训工作,负责带教、指导、监督、考核工作;护士长检查督促其工作落实情况。

2) 专人管理:指定专人负责药品及抢救车的管理,定期检查管理情况并由负责人与护士长双签字,保证日常门诊工作及抢救工作的正常进行。

(3) 促进护理质量管理工作

1) 护理查房:每月末定期组织护士进行护理查房,并进行讨论和提问,次日考核并记录成绩。

2) 职业防护:加强护理人员的职业防护工作的培训,保障职业安全。

3) 不良事件:核实分析护理不良事件,按程序向科护士长与护理部汇报,针对问题提出护理质量改进措施与建议。

4) 护理投诉:及时受理患者的投诉,按照规定向相应部门提出支持申请。

(4) 检查护理质量:严格按照护理部制订的各项护理质量检查标准进行质量管理。督导检查中心护理质量工作(如:管理、消毒隔离、抢救车、毒麻药管理、眼科专科技术操作、健康宣教等),保障护理安全,做好护理风险防范。

(5) 总结与反馈:做好各阶段护理质量的总结和反馈工作,不断完善护理质量管理细则,不断优化护理工作、服务流程,不断强化护理人员质量意识,严格执行护理工作制度及护理技术操作规程,持续改进护理质量。

2. 病房管理

(1) 晨会交班：主持晨会交接班，全面了解和掌握医、护、患情况，发现问题，及时解决。

(2) 病区环境：持续改善病区环境及设施安全，发现安全隐患及时处理，如不能自行处理，及时通知相关部门或上报上级领导；

(3) 文件管理：按照护理部和质控部的要求，对护士每日清点并填写的相关记录单给予正确指导和定期检查；按要求在规定时间内对各项记录单进行分类保存；每月填写各项工作记录（如：护士长手册、护理单元自查表、质量检查反馈表等），上报护理部或科护士长。

(4) 物资管理：做好物品分类，分别指定专人负责，定期检查物品的管理情况，有记录签字。对于大型或贵重仪器设备，定期清点核查、联系保养，发现损坏第一时间联系报修或送修。如不能及时修复，要寻找替代仪器或上报上级领导，从而保证临床设备的正常使用；及时申领门诊临床护理相关用品，保障抢救物资充足完好，保证供应临床使用。

3. 科研教学

(1) 组织开展护理科研活动，总结经验，提高护士整体护理水平。

(2) 组织护理临床带教和业务指导。

(3) 定期组织护理教学查房，并给予指导性建议。

4. 培训培养

(1) 培训计划：依据护理部及科室的统一部署和要求，按护士的能级分层，制订相对应的培训计划，并按计划实施。

(2) 培训考核：对护士的理论知识（基础、专科）、技术操作（基础、专科）、应急预案、护理相关工作制度和文件等方面进行培训，培训后要有考核、有记录。

(3) 培训安排：根据病区实际情况，积极安排护士参加各种查房、培训、继续教育。

(4) 多层次培养：根据护理人员的特点进行多层次定向培养，充分发挥其优势和潜能。

5. 人力资源管理

(1) 合理安排工作:以临床工作量为基础,结合护理人员的个人工作能力,合理地进行人力资源调配。

(2) 弹性排班:根据现有人员的实际情况进行弹性排班。

(3) 绩效考核:根据护理人员的工作量、质量、患者满意度、科室自查、护理部检查结果等,定期对眼科门诊护理人员进行绩效考核;通过绩效考核,提高护理人员的业务能力,规范护理人员的行为,为护理人员的奖惩提供依据。

(4) 激励机制:掌握护理人员的业务能力和工作表现,提出晋升、培养、使用意见。激发护理人员的工作热情,调动工作积极性。

6. 沟通协调

(1) 上传:向上级领导汇报本病区工作情况,反映目前存在的问题和护理人员提出的建议,并提出改进措施。

(2) 下达:积极参加医院召开的需班组长参加的会议以及各项护理工作会议,及时传达上级指示,做到人人知晓并贯彻落实会议精神。

(3) 协调工作:做好上下级、医护患及与其他临床、非临床科室之间的协调工作,保证本站护理工作的最佳运转。

(4) 人性化管理:主动与护理人员沟通,了解护理人员的思想动向,关心护理人员的生活,营造良好的工作氛围。

(二) 主班护士岗位职责

1. 负责全面掌握日间手术患者的整体情况　全面掌握日间手术患者情况:包括患者总人数、特殊病人的病情等。

2. 负责医嘱的处理

(1) 检查医嘱的书写是否正确,医嘱涉及的费用是否正确。

(2) 及时处理医嘱并通知术前准备护士执行。

(3) 对存疑医嘱与医生沟通或请示相关部门处理后通知术前准备护士执行。

3. 负责为日间手术患者查账　核对日间手术患者的

账目,发现账目不符或落账等问题时,及时联系手术室输机员进行更改。若发现多记账目,及时与医生核实,并根据情况进行退费处理。

4. 负责为未能手术的患者办理退院手续

(1) 负责监控和掌握患者医疗费用的发生及费用的缴纳情况。

(2) 对于有欠费或住院押金要用完的患者,负责催促交款。

5. 负责整理病历　按照病历书写要求整理当日出院病历。

6. 负责贵重物品清点交接工作　负责公共护理用具的清点、登记和保管,与各班人员做好交接班。

7. 负责常规统计、登记工作　统计、登记日报表;填写手术登记本。

8. 其他职责

(1) 负责与医技及其他等相关科室联系沟通,确保患者的化验、会诊、转科等工作的顺利进行。

(2) 负责护士站的环境卫生,保证护士站环境整洁,纸张抽屉内物品摆放有序。

(三) 接诊护士岗位职责

1. 树立良好职业形象

(1) 接诊护士要仪表整齐、精神饱满、主动热情、态度和蔼、语言亲切地接待患者。

(2) 准时上岗,坚守岗位,严禁空岗。做好接诊前的各项准备工作,包括:电脑系统、护理文件、护理用具等各项设施就绪。

(3) 为患者提供方便服务,扶老携幼,帮助行动不便的患者。

2. 树立爱岗敬业精神

(1) 树立“以人为本,以患者为中心”的服务理念,做好人性化服务。

(2) 把患者利益放在第一位,做到急病人所急,想病人所想,解病人所需。

(3) 工作中不急不躁,不卑不亢,用微笑和耐心赢得病人信赖。

(4) 熟练、快捷、及时接诊。

3. 精湛的专科业务知识

(1) 有效、准确接诊。

(2) 熟悉本科室手术特点,熟练掌握流程。

(3) 掌握眼科手术要求、记录准确到位,重点病人标识清晰准确。

(4) 为患者提供良好的秩序和环境。

4. 良好的沟通能力

(1) 接诊时认真、耐心讲解,指示明确、到位。

(2) 宣教全面、准确。

(3) 接诊过程中满足患者合理需要,对特殊患者特殊对待。

(4) 维持诊区秩序,使患者处于良好整洁有序的环境中。

(5) 做好沟通交流和交接,协调患者与医生、其他工作人员及患者间的关系,建立良好的社会心理支持。

5. 健康宣教

(1) 提供手术相关健康指导(包括引领、病种、治疗、用药、检查、复诊等健康指导)。

(2) 为接诊病人做好相对应疾病知识的宣教以及手术等内容的指导。

6. 敏锐观察力

(1) 在接诊同时,注意观察患者病情,保证患者安全。

(2) 加强安全意识,加强突发事件的管理,具备紧急情况应急处理的能力。

7. 其他职责

(1) 负责下一级辅医的指导,参与本护理单元内护士的工作;监督指导辅医员工作完成情况。

(2) 与保洁员、保安(或门卫)合作完成就诊环境卫生、安全等工作。

(3) 做好各种交接。

(四) 术前准备护士岗位职责

1. 树立良好职业形象

（1）术前准备护士要仪表整齐、精神饱满、主动热情、态度和蔼、语言亲切地接待患者。

（2）准时上岗，坚守岗位，严禁空岗。做好接诊前的各项准备工作，包括：电脑系统、护理文件、护理用具等各项设施就绪。

（3）为患者提供方便服务，扶老携幼，帮助行动不便的患者。

2. 树立爱岗敬业精神

（1）树立"以人为本，以患者为中心"的服务理念，做好人性化服务。

（2）把患者利益放在第一位，做到急病人所急，想病人所想，解病人所需。

（3）工作中不急不躁，不卑不亢，用微笑和耐心赢得病人信赖。

（4）熟练、快捷及时接诊。

3. 精湛的专科业务知识

（1）有效、准确接诊。

（2）熟悉本科室手术特点，熟练掌握流程。

（3）掌握眼科手术要求、记录准确到位，重点病人标识清晰准确。

（4）为患者提供良好的秩序和环境。

4. 良好的沟通能力

（1）接诊术前病人时认真、耐心讲解，指示明确、到位。

（2）宣教全面、准确。

（3）接诊过程中满足患者合理需要，对特殊患者特殊对待。

（4）维持诊区秩序使患者处于良好整洁有序的环境中。

（5）做好沟通交流和交接，协调患者与医生、其他工作人员及患者间的关系，建立良好的社会心理支持。

5. 健康宣教

（1）提供手术相关健康指导（包括引领、病种、治疗、用药、检查、复诊等健康指导）。

（2）为术前病人做好相对应疾病知识的宣教以及手术等内容的指导。

6. 敏锐观察力

（1）在接诊同时，注意观察患者病情，保证患者安全。

（2）加强安全意识，加强突发事件的管理，具备紧急情况应急处理的能力。

7. 其他职责

（1）负责下一级辅医的指导，参与本护理单元内护士的工作；监督指导辅医员工作完成情况。

（2）与保洁员、保安（或门卫）合作完成就诊环境卫生、安全等工作。

（五）术后观察护士岗位职责

1. 树立良好职业形象

（1）术后观察护士要仪表整齐、精神饱满、主动热情、态度和蔼、语言亲切地接待患者。

（2）准时上岗，坚守岗位，严禁空岗。做好接诊术后病人前的各项准备工作。

（3）为患者提供方便服务，扶老携幼，帮助行动不便的患者。

2. 树立爱岗敬业精神

（1）树立"以人为本，以患者为中心"的服务理念，做好人性化服务。

（2）把患者利益放在第一位，做到急病人所急，想病人所想，解病人所需。

（3）工作中不急不躁，不卑不亢，用微笑和耐心赢得病人信赖。

（4）熟练、快捷、及时接诊。

3. 精湛的专科业务知识

（1）有效、准确接诊。

（2）熟悉本科室手术特点，熟练掌握流程。

（3）掌握眼科手术要求、记录准确到位，重点病人标识清晰准确。

（4）为患者提供良好的秩序和环境。

4. 良好的沟通能力

（1）接诊术后病人时认真、耐心讲解，指示明确、到位。

（2）宣教全面、准确。

（3）接诊过程中满足患者合理需要，对特殊患者特殊对待。

（4）维持诊区秩序使患者处于良好整洁有序的环境中。

（5）做好沟通交流和交接，协调患者与医生、其他工作人员及患者间的关系，建立良好的社会心理支持。

5. 健康宣教

（1）提供手术相关健康指导（包括引领、病种、治疗、用药、检查、复诊等健康指导）。

（2）为术后病人做好相对应疾病知识的宣教以及手术等内容的指导。

6. 敏锐观察力

（1）在接诊同时，注意观察患者病情，保证患者安全。

（2）加强安全意识，加强突发事件的管理，具备紧急情况应急处理的能力。

7. 其他职责

（1）负责下一级辅医的指导，参与本护理单元内护士的工作；监督指导辅医员工作完成情况。

（2）与保洁员、保安（或门卫）合作完成就诊环境卫生、安全等工作。

（3）做好各种交接。

五、日间手术中心护理文件书写规范

(一) 医嘱单书写规范

医嘱是医师在医疗活动中下达的医学指令，分为长期医嘱单和临时医嘱单（日间手术中心只有临时医嘱）。

1. 内容　由眉栏及医嘱栏组成。

（1）眉栏：由患者姓名、科别、病区、登记号、住院号、页码组成。

（2）医嘱栏：由起始日期和时间、医嘱内容、停止日期和时间、医生签名、执行时间、护士签名栏组成。

2. 书写要求

（1）处理医嘱后护士要在医嘱签字处签全名，同时处理若干医嘱时，护士可在第一个与最后一个医嘱后方签全名，中间以"··"表示。

（2）处理临时医嘱均应填写执行日期、时间，精确到分钟。所有签名清楚，无涂改。

（3）"即刻"医嘱30分钟内执行（查证签字执行单，化验单）。

（4）临时医嘱取消时，应再打印医嘱单，确保医嘱单上有"取消"字样，表示医嘱停止执行。

（5）所有医嘱处理及执行时间均为24小时制。

（二）全麻日间护理记录单书写规范

1. 填写全麻日间护理记录单必须使用蓝黑签字笔记录。

2. 记录做到客观、真实、准确、及时，完整地反映病人的病情变化，文字工整，字迹清晰，表述准确。

3. 修改处须签名，并保持原记录清晰。

4. 眉栏内容齐全、清楚，包括姓名、住院号、年龄、性别、主要诊断、既往史、日期。

5. 入院记录应有病人的生命体征（体温，脉搏，呼吸，血压）和体重。

6. 检查手术后记录，要记录清楚病人检查，返回病房以及出院的时间。检查眼别，手术方式。术后评估患者情况，"生命体征"栏里按实际测量填写体温、脉搏、呼吸、血压（≥3岁测血压，<3岁患儿不用填写血压栏），皮肤如有破损或异常要填写破损或异常的位置和面积。其余项目按照实际发生情况在对应的方框内画"√"。

7. 如表格中没有的其他情况可在备注栏内填写。

8. 全麻日间护理记录单内的所有内容应逐一填写，不得有漏项，空项。

9. 护士记录后及时签全名。

（三）日常生活能力评估表书写规范

1. 填写日常生活能力评估表必须使用蓝黑签字笔记录。

2. 记录做到客观、真实、准确、及时，完整地反映病人的病情变化,文字工整,字迹清晰,表述准确。

3. 修改处须签名,并保持原记录清晰。

4. 眉栏内容齐全、清楚,包括姓名、性别、年龄、科室、床号、住院号。

5. 按照日常生活能力评估表项目内容逐项评估患者并按患者实际情况进行评分填写。

6. 评估完毕后,填写好病人的总分和评定日期。

7. 日常生活能力评估表内的所有内容应逐一填写,不得有漏项、空项。

8. 护士记录后及时签评定日期及全名。

(四)住院患者跌倒/坠床危险因素评估表书写规范

1. 填写住院患者跌倒/坠床危险因素评估表必须使用蓝黑签字笔记录。

2. 记录做到客观、真实、准确、及时,完整地反映病人的病情变化,文字工整,字迹清晰,表述准确。

3. 修改处须签名,并保持原记录清晰。

4. 眉栏内容齐全、清楚,包括床号、姓名、年龄、性别、住院号。

5. 评估时间为:患者新入院24小时内及病情发生变化时立即评估。

6. 当总分≥5分时,需采取相应预防措施,并在相应的空格内填写。

7. 按照"住院患者跌倒/坠床危险因素评估表"内容逐项评估患者并按患者实际情况进行评分填写。不得有空项及漏项。若有补充内容,可在"其他"一栏内具体注明。

8. 护士记录后及时签全名。

(五)手术患者交接记录单书写规范

1. 填写手术患者交接记录单须使用蓝黑签字笔记录。

2. 记录做到客观、真实、准确、及时,完整地反映病人的病情变化,文字工整,字迹清晰,表述准确。

3. 修改处须签名,并保持原记录清晰。

4. 手术患者交接记录单眉栏处要逐项填写,不得有空项,内容齐全、清楚,包括科室、姓名、性别、年龄、床号、住院号、手术日期。

5. 患者术前交接填写要根据患者实际内容逐项填写，不得有漏项、空项，如有过敏史要在横线处填写过敏的药物名称。如有术前携带药品要在横线处填写药物名称。要填写好手术室接病人的时间并签全名。

6. 术后回病房交接记录要认真评估患者，填写好患者的生命体征，其余项目按患者的实际情况逐项填写。要填写好患者到达病房的时间并签全名。

（六）日间手术患者信息表书写规范

1. 填写日间手术患者信息表须使用蓝黑签字笔记录。

2. 日间手术患者信息表眉栏处要填写好手术日期及床位号。

3. 根据患者的实际情况，评估患者的生命体征并填写于表内，其他按照表格内的内容逐项填写好，不得有漏项及空项。

4. 表格记录做到客观、真实、准确、及时，文字工整，字迹清晰，表述准确。

5. 修改处须签名，并保持原记录清晰。

（七）日间手术患者信息表（全麻）书写规范

1. 填写日间手术患者信息表（全麻）须使用蓝黑签字笔记录。

2. 日间手术患者信息表眉栏处要填写好手术日期及床位号。

3. 根据患者的实际情况，评估患者的生命体征及体重并填写于表内，其他按照表格内的内容逐项填写好，不得有漏项及空项。如患者有过敏史，要填写好过敏药物名称。

4. 表格记录做到客观、真实、准确、及时，文字工整，字迹清晰，表述准确。

5. 修改处须签名，并保持原记录清晰。

第十章

患者术后康复及出院后管理

日间患者在院期间为 24 小时以内,患者的术后康复与住院患者一样,是一个持续的过程,可以分为:①早期恢复,即从手术结束患者进入麻醉后复苏室开始到返回日间病房为止;一般而言,麻醉恢复在日间手术的情况与住院手术的情况相同,由于日间患者需要在麻醉或手术后几小时内安全回家,术后相关的医嘱药物和注意事项宣教材料应事先准备好。②中后期恢复,即患者转移到日间病房进行留观,到患者达到出院标准;③远期恢复:即患者出院后按照医嘱进行治疗和训练到恢复生理功能。由于各类手术患者存在其特殊的术后康复措施,例如玻璃体视网膜手术患者术后特殊体位、青光眼患者术后滤过泡的按摩、术后视觉功能训练等,因此日间患者虽然在术后远期恢复阶段与住院患者没有明显差异,但患者留院时间较短,如何在中后期恢复过程中完成对患者的宣教工作,在患者日后的康复中发挥着重要的作用,也体现了日间病房工作的重要性。

一、术后早期恢复

对于日间病房接受全麻手术的患者,术后在麻醉复苏室平卧观察,监测活动能力、呼吸、血压、意识和血氧饱和度,手术医生和麻醉科医生根据出 PACU 简易版 White 评分量表(表 10-1)判断是否能够从麻醉复苏室返回病房,并有麻醉护士记录术后恢复室记录单。而对于日间病房接受局部麻醉的患者,手术医生根据 Aldrete 评分表(表 10-2)判断患者是否可以从手术室直接返回日间病房(评分≥9 分)。其中术后常见的问题包括以下几点:

表 10-1　麻醉科住院患者术后恢复
记录单及出 PACU 评分表

日期：　　　　　入室时间：　　　　出室时间

患者姓名：　　　年龄：　　　　病历号：　　　科别：

诊断手术名称：

麻醉方法：　　　麻醉医生：

观察时间（每15 分钟记录）	出麻醉复苏室评分					
	血压	血氧饱和度	呼吸	意识	活动度	总计

White 评分标准

出麻醉科恢复室标准	评分
意识状态	
清醒并能正确对答	2
需要轻微的刺激唤醒	1
只对触觉刺激有反应	0
身体活动	
能自主完成四肢活动	2
四肢运动乏力	1
不能自主活动四肢	0
血压	
与患者基础血压水平比较，波动 <15%	2
与患者基础血压水平比较，波动在 15%~30%	1
与患者基础血压水平比较，波动 >30%	0
呼吸	
能够完成深呼吸	2
呼吸急促、咳嗽良好	1
呼吸困难、咳嗽乏力	0
氧饱和度	
未吸氧状态下，氧饱和度 >90%	2
需要经鼻导管吸氧维持氧饱和度	1
吸氧状态下氧饱和度 <90%	0

总分

说明：全麻术后患者总评分≥10 分且持续 15 分钟，患者可以离开麻醉复苏室转回日间病房。

表 10-2　麻醉后离院评分系统（PADS）

1. 生命体征:生命体征平稳,并且考虑患者的年龄和术前的基线

2 = 血压和脉搏与术前基线比较,改变幅度 < 术前值的 20%

1 = 血压和脉搏与术前基线比较,改变幅度在术前值的 20%~40% 以内

0 = 血压和脉搏与术前基线比较,改变幅度 > 术前值的 40%

2. 活动能力:患者恢复到术前生理水平

2 = 步态平稳,无头晕或接近术前水平

1 = 较术前水平差,活动需要帮助

0 = 不能走动且明显较术前水平差

3. 恶心、呕吐:患者出院前应仅有轻微的症状

2 = 轻微,口服药物可以控制

1 = 中度,需要肌内注射药物控制

0 = 严重,需要反复用药

4. 疼痛:患者出院前应无痛或轻度疼痛,疼痛程度为患者可以接受水平

2 = 疼痛可以通过口服镇痛药物控制,疼痛部位、类型符合术后不适的预期且可以耐受

1 = 可以耐受

0 = 不能耐受

5. 外科出血:术后出血应与预期的失血量一致

2 = 轻微,不需要更换敷料

1 = 中度,需要换药 ≤2 次

0 = 严重,需要换药 >2 次

评分:满分 10 分,评分 ≥9 分的患者可以出院

1. 苏醒延迟　苏醒延迟是指全麻结束后 60 分钟内不能恢复意识,其常见原因包括麻醉药物、镇痛药物、镇静药物体内残留。在肥胖、存在基础性疾病的患者中常见,必要时可使用阿片受体拮抗剂纳洛酮、纳美芬,苯二氮䓬受体拮抗剂氟马西尼来逆转相应药物作用。对于使用低体温麻醉的患者不建议进行日间手术,可选择住院手术后

返回 ICU 观察。

2. 术后躁动　全麻患者在完全清醒前可以出现躁动,严重的躁动不仅影响眼科手术伤口的愈合,也可能导致患者出现坠床、磕碰伤等意外伤害。常见原因包括术前紧张焦虑、儿童患者术前的哭闹、手术部位的疼痛等。对于明显躁动的患者应加强四肢物理约束,防止意外损伤。

3. 术后恶心呕吐　眼科患者术后的恶心呕吐可以出现于术后早期恢复阶段、中后期恢复阶段、甚至术后远期恢复阶段。其原因包括:①全身麻醉相关;②术后高眼压相关;③手术眼心反射相关;④手术后疼痛相关(如睫状体冷冻或光凝手术)。对于日间眼科手术的患者,术后恶心呕吐的排查及处理具有规范性的诊疗流程,即可以减少患者的术后不适,提高对手术的满意度,又可以及时发现眼部病情的异常,减少眼压升高对手术眼的视力损伤。

预防术后恶心呕吐:按照中华医学会麻醉分会《术后恶心呕吐防治专家共识》(2012 版),麻醉方法的选择、手术类型、手术时间、是否使用阿片类镇痛药物都和术后恶心呕吐的发生相关。预防术后恶心呕吐需要从患者及其眼科手术出发,评价患者是否属于术后恶心呕吐高发人群。术后恶心呕吐风险简化评分见表 10-3。

首先应对日间全麻手术患者注意禁食水的宣教,推荐的禁食水时间与住院患者一致(表 10-4),术前充分的禁食水,嘱患者尽量清淡易消化饮食,有助于减少反流和误吸的发生。

对于中等危险以上的患者应给予有效的药物预防。常用的手术结束前使用药物为:①5-HT 受体拮抗剂,如昂丹司琼(4mg 次 / 天),其副作用包括轻度头痛、转氨酶升高和便秘,可能会引起 QT 间期延长并引起致命性心律失常。②地塞米松 2.5~5mg,2 次 / 天;③氟哌利多 1.25~2.5mg/d,应警惕使用氟哌利多引起的 QT 间期延长。

术后恢复进食应采用少量多餐,避免油炸食物。

对于出现术后恶心呕吐的患者,日间病房医生应:①注意患者的生命体征,特别是有无心率明显减慢;②为患者打开眼部敷料,如患者能坐起活动,为患者测量非接

表 10-3　患者发生术后恶心呕吐的风险简化评分

成人患者	
危险因素	得分
女性	1
既往术后恶心呕吐史	1
非吸烟患者	1
术后使用阿片类药物	1
总分	
注明:当具有 0、1、2、3、4 个危险因素时,发生术后恶心呕吐的风险分别为 10%、20%、40%、60%、80%	
儿童患者	
手术时间≥30 分钟	1
年龄≥3 岁	1
斜视手术	1
亲属中有术后恶心呕吐病史	1
总分	
注明:当具有 0、1、2、3、4 个危险因素时,发生术后恶心呕吐的风险分别为 10%、20%、30%、50%、70%	

触眼压,如患者暂时仅能平卧,注意避免患者面向上体位,将患者头偏向一侧,为患者指测眼压,确认是否存在术后高眼压,如存在高眼压,通知手术医生,决定下一步处理方案(全麻患者是否在禁食水时间内决定能否服用口服降眼压药物);③为患者测量手术眼是否光感明确;④如患者手术眼光感明确、眼压正常,术后呕吐与眼部病情不符,请麻醉科会诊,明确术中用药和有无特殊处理;⑤必要时给予甲氧氯普胺肌注,观察病情变化,防止误吸。

4. 术后疼痛　术后疼痛是指手术后即刻发生的急性疼痛(通常持续不超过 7 天),性质为急性疼痛。术后日间患者疼痛不仅可以引起患者紧张焦虑,导致出院延迟,还可能提示眼部病情的变化,需要紧急处理。眼科患者术后

表 10-4　全麻手术前禁食禁水时间

人群	摄入物质	最少禁用时间
婴幼儿	母乳	4 小时
	婴儿制品	6 小时
	牛奶和配方奶	6 小时
	淀粉类固体食物	6 小时
	脂肪类固体食物	6 小时
	清流质(包括不含果肉果汁,小于 5ml/kg)	2 小时
成人	摄入清淡食物	6 小时
	清流质(清水、饮料、茶水、咖啡、不含果肉果汁)	4 小时
	口服药物	1~2 小时研碎后饮入 0.25ml/kg 清水,缓释剂严禁研碎服用

疼痛主要与以下几方面相关:

　　特殊的疾病及手术方式,如睫状体光凝或冷冻术后、巩膜环扎术后、多条眼肌特别是斜肌手术术后等,此类疼痛在手术前即可预判疼痛的发生,因此术前对患者进行充分的术后疼痛宣教,有助于预防患者术后因疼痛导致的紧张情绪出现。术后给予镇痛药物治疗,有助于减轻患者术后疼痛的程度。眼科常用的镇痛性药物如表10-5。

表 10-5　眼科日间病房常用的镇痛性药物

药物	给药途径	每次剂量(mg)	每日给药频率(次/日)	每日最大剂量
缓释布洛芬	口服	400~600	2~3	2400~3600
氯诺昔康	口服	8	3	24
	静脉注射	8~24	2~3	24
塞来昔布	口服	100~200	1~2	200~400

手术操作或术中意外、术后并发症相关。包括术中角膜上皮刮除、恶性青光眼、术后眼内黏弹剂残留、术后青光眼、驱逐性出血、眼内炎等。患者术前宣教时应鼓励患者注意观察眼部疼痛的变化,如加重需要及时就诊。对于手术中存在特殊情况的患者,手术医生应在术后即刻向日间病房医生说明术中情况及术后处理注意事项。术后主诉眼痛的患者应及时通报日间病房护士站护士,由日间病房护士联系日间病房医生为患者进行眼部的检查,包括手术眼视力、眼压、裂隙灯检查、必要时进行眼底检查。日间病房医生告知手术医生患者眼部情况,由手术医生负责指导患者疼痛的初步处理和负责患者眼部疼痛相关病情的下一步处理。

二、术后中后期恢复

术后中后期恢复是指患者从手术室或麻醉复苏室返回日间病房进行观察,达到患者出院标准的恢复阶段。在这个阶段一方面要按照日间病房的规章制度观察患者的病情,一方面要完成患者及家属的管理和健康宣教。病房环境应该既能保证容纳多名患者及家属同时进行观察,又能给每一位患者及家属相应的私密性和足够的休息空间。这一阶段对患者的管理和宣教是日间病房的工作重点。

1. 中后期恢复中的观察项目和日间病房责任　患者术后的情况由手术医生负责,日间病房医护人员负责协助手术医生开展诊治。患者返回日间病房后,日间病房护士常规测量项目包括:患者的生命体征、患者的意识状态、有无疼痛、有无恶心、呕吐、有无伤口渗血渗液;根据麻醉师建议和手术医生要求,日间病房医生可以协助完成以下项目:①监测血压、心率变化,必要时请心内科医生会诊;②为全麻术后患儿请儿科会诊了解术后情况;③测量术后眼压、视力,将结果反馈给手术医生;④协助手术医生为患者进行眼部检查、根据手术医生口头医嘱开具相应药物医嘱;⑤协助手术医生告知患者特殊体位要求;⑥为患者更换眼部敷料;⑦为全麻或安定镇痛禁食水的糖尿病患者监测血糖。

2. 术后恢复期宣教工作　术后宣教是指向患者及患

者家属有计划、有组织地进行系统教育,包括对术后可能出现的问题和处理方法的认识,有助于指导患者更好的配合手术医生进行术后康复,是日间护理工作的重要组成部分。包括心理康复、饮食指导、伤口护理、并发症预防、用药指导、活动指导、复诊相关信息、家属培训等,详情见本章第三部分"术后远期康复管理"。

3. 患者出院的标准　患者是否达到出院标准由手术医生结合麻醉科医生意见和患者的实际疾病 - 社会情况确定,日间病房医护人员负责明确患者是否达到出院标准。日间病房制订通用的标准,患者在日间病房观察后达到标准后,由日间病房医生通知护士站和手术医生,确认后为患者办理出院。

(1) 患者生命体征平稳超过 1 小时。

(2) 患者意识清醒,对时间、地点、人物的定向力恢复。

(3) 充分控制术后疼痛,对于疼痛明显的患者备有口服镇痛药物,患者了解如何口服镇痛药物。

(4) 完成出院指导和术后健康宣教。

(5) 具有独立或在家属帮助下行动能力。

(6) 无明显或仅有轻度术后恶心呕吐。

(7) 伤口敷料清洁,无明显渗血渗液。

(8) 全麻患者已排尿。

(9) 有成年人陪同回家,并保证在出院后 24 小时内有成年人陪护。

(10) 提供 24 小时内紧急联系电话号码。

(11) 出院证明、门诊复诊预约等手续完善。

4. 术后 24 小时内眼部病情变化的紧急处理方案　日间患者在术后几小时内即可离院,其离院后的康复由家人或相应监护人照顾,对于手术眼病情的变化缺乏眼科医护人员的经验,一方面容易出现不必要的紧张焦虑,一方面容易延误一些眼部术后紧急情况的处置时机。因此应向每一位日间患者在术前健康宣教中说明术后需要特别注意的观察内容,以及出现相应紧急情况的时候及时返回就诊的途径。

眼科日间手术患者手术后离院到第二日术后复查之

间出现以下情况可返回日间病房(有值班护士的病房)或急诊(无值班护士的病房),由值班医生负责接诊处置:①眼痛,持续不缓解并加重;②严重眼红伴有视力明显下降(结膜下出血除外);③与手术前相比视力明显下降;④手术医生嘱咐出现其他特殊症状。

手术医生负责患者术后异常情况的处理,眼科值班医生按照同仁眼科急诊处理常规,手术医生意见接诊并处理患者,详细记录处理病程。如需手术,由当日值班眼科住院总医生按照手术医生意见进行处理。手术前全部术前手续参考急诊住院手术相关规定。患者经处理后根据病情决定是否留院观察。常见的眼科日间紧急情况包括:眼压升高、视力丧失、眼内炎、恶性青光眼、驱逐性出血、角膜上皮缺损等(表10-6)。

表 10-6　常见的眼科日间紧急情况及初步处理方案

紧急情况	临床表现	检查方案	处理方案
眼压升高	眼痛伴同侧头痛、视力下降等;角膜上皮水肿,前房可有积血、硅油、黏弹剂,发生瞳孔阻滞或脉络膜水肿或脉络膜上腔出血时可以变浅,虹膜周切口可有物质(机化膜、积血、皮质等)附着,玻璃体腔明确有无硅油填充,视网膜脉络膜有无隆起	打开术眼敷料,查双眼视力、眼压,裂隙灯检查角膜有无水肿、前房深度、是否存在瞳孔阻滞因素(如硅油、人工晶状体等)、是否存在前房积血,眼底镜检查视盘及盘周动脉有无异常、有无脉络膜隆起	联系手术医生制订治疗方案:降眼压药物;必要时手术处理:如前房穿刺等

紧急情况	临床表现	检查方案	处理方案
视力丧失	突然视物不见,可伴或不伴有眼部疼痛;眼压升高可能出现角膜上皮水肿,前房深度在脉络膜水肿或脉络膜上腔出血的时候变浅,视盘在存在原有视神经损害时色淡或杯盘比大,视网膜动脉纤细	打开术眼敷料,检查双眼视力、眼压,裂隙灯检查前节,眼底镜检查视盘及其周动脉有无异常、有无眼内填充物、脉络膜有无隆起	联系手术医生制订治疗方案。血管痉挛、球后出血致视力丧失给予扩血管治疗、吸氧等治疗,必要时进行前房穿刺;驱逐性出血,给予相应脱水治疗,观察病情变化
眼内炎	视力下降伴有眼痛加重;睫状充血或混合充血,角膜后沉着物(+),前房大量细胞,房水闪辉阳性,抗炎治疗效果欠佳,严重者可出现前房积脓或瞳孔区纤维素性渗出,眼底不入或玻璃体混浊严重	打开术眼敷料,检查双眼视力、眼压,裂隙灯检查前节有无炎症反应,眼底镜检查玻璃体腔炎症反应	联系手术医生制订治疗方案。由手术医生联系为患者进行玻璃体注药或玻璃体切除手术;给予全身静点抗微生物药物;玻璃体腔或前房标本送微生物室进行微生物培养
恶性青光眼	眼痛伴同侧头痛、视力下降;患侧眼压升	打开术眼敷料,检查双眼视力、眼压,裂	联系手术医生制订治疗方案。

紧急情况	临床表现	检查方案	处理方案
	高,角膜上皮水肿,前房变浅或消失,存在滤过的患者可出现滤过过强或渗漏,前房炎症反应,瞳孔区可见机化渗出膜	隙灯检查前节、滤过,必要时荧光素染色明确有无伤口渗漏,眼底镜检查明确有无脉络膜脱离	存在伤口渗漏的患者给予加压包扎手术眼;局部抗炎治疗;根据患者情况决定是否脱水治疗
驱逐性出血	眼痛、视力下降;患侧眼压升高,角膜水肿,前房变浅或消失,人工晶状体患者可能存在人工晶状体偏位,可出现前房积血,瞳孔区可见玻璃体腔积血或脉络膜棕色隆起	打开术眼敷料,检查双眼视力、眼压,裂隙灯检查前节,眼底镜检查有无眼内填充物、脉络膜有无隆起	联系手术医生制订治疗方案。视患者全身情况给予止血治疗,相应脱水治疗,观察病情变化
角膜上皮损伤	眼痛,眼部异物感重;角膜上皮缺损或全部缺失	打开术眼敷料,检查双眼视力、眼压,裂隙灯检查前节	向患者解释病情,给予眼膏及包扎术眼,必要时给予角膜绷带镜治疗

5. 眼科日间患者延长恢复观察标准 日间病房设置2间病房(4张病床)作为延长恢复观察区。由手术医生结合麻醉科医生意见、患者病情、患者社会因素综合考虑,决定是否延长恢复观察。原则上对于可能需要延长恢复观

察的患者,手术医生应在递交手术申请单的时候根据患者情况进行预判,向日间手术中心提前预约留观床位,以避免一日内多名患者需要留观的情况,影响患者术后观察。通常存在以下情况的患者可以考虑延长恢复观察:

(1) 患者手术相关并发症:包括手术并发症或麻醉并发症,需要进一步密切留院观察。

(2) 患者全身因素、社会因素:各种原因所致患者不方便在手术后第二天来院进行复查的,如单眼患者、全身疾病行动不便、术后缺乏成年人24小时陪护、全麻术后的早产儿等。

三、术后远期康复管理

日间患者离院后仍需要在家庭或附近旅馆进行相应的治疗以及复查,这是确保日间手术达到其应有疗效的关键组成部分。为保证患者术后能配合治疗,取得更好的手术疗效,日间手术中心制订了随访方案总则,各手术医生根据自己手术特点及患者特点确定患者的随访细则,并通过电话对术后重点患者进行随访,及时发现患者及家属的问题,提高了日间病房出院后的医疗护理质量,提高了患者的满意度。

1. 患者术后电话随访　电话随访的目的是为了发现高危患者早期的术后并发症,指导患者尽早就医处理并发症,保证患者出院后的安全。随访内容包括:康复指导、全麻术后饮食饮水指导、伤口观察和处理、是否存在常见的需要就医的眼部症状、心理辅导等。

电话随访可以消除日间患者返回家中后对麻醉、手术后症状的恐慌,并有助于强调术后观察的注意事项,帮助患者及早识别可能与早期并发症相关的症状,及时就医。电话随访还可以弥补日间病房术后归家恢复阶段的医疗资源的缺乏,扩展了日间病房术后宣教范围。

日间病房医护人员对以下几类患者进行电话随访交班:①术前明确的日间高危患者;②全麻手术的儿童患者(<6岁);③术中出现并发症或意外情况,但未留观的患者;④日间住院期间情绪波动较大的患者;⑤与医护人员沟

通困难(语言障碍、听力障碍、认知障碍等)的患者。主班护士负责在日间手术汇总表上标记当日上述重点患者,由夜班护士负责进行电话随访,并填写出院随访记录表(表10-7)。设置24小时随访电话,保证医护人员电话沟通途径畅通。随访人员应态度诚恳,具有高度的责任心和奉献精神,具有良好的沟通技巧和语言表达能力,具有较全面的医疗护理知识,耐心倾听患者及家属讲述,避开用餐和休息时间,细致专业地解释患者问题,把握好医疗安全尺度。

表 10-7　出院随访记录表

序号	患者姓名	是否全麻	正常饮食、饮水	活动和沟通能力	眼部疼痛	恶心呕吐	手术区域渗血渗液	眼部疼痛是否加重(需打开敷料询问眼红)	术后药物使用(全身、局部、对侧眼用药)	返家后就医途径	术后第一天复查时间地点	其他

2. 患者术后复查预约　医院采用门诊病房统一的HIS系统,为日间患者术后门诊预约复查提供了便利。手术日开始手术前,由手术医生团队通知日间病房医生患者术后首次复诊时间和地点。在患者办理出院手续时由日间病房医生在HIS系统内为患者预约复诊门诊号。对于需要日间病房进行远期术后复诊预约的,由手术医生团队通知日间病房医生具体复查时间及复查时需要的辅助检查(如OCT、验光、彩色眼底照相等),日间病房医生在患者

办理出院手续的时候为其开具辅助检查并完成预约,并预约相应时间的医生复查号。使用 HIS 预约系统减少了患者及家属术后于门诊挂号预约处、检查预约处和病房之间奔波,保证了患者术后能更充分的休息,提高了患者的满意度。

为了避免患者及家属遗忘领取术后预约复诊号凭证,手术室为每位术后的患者准备了术后复查备注条,表明复查时间地点和"请到日间病房领取术后预约复诊号凭证,凭此凭证到挂号处取号"的说明。

3. 患者满意度调查 内容包括住院等待时间、疾病诊治的情况、日间病房流程、手术等候时间、术后复查及远期随访等方面。

4. 出院后第一次远期复诊患者比例 患者在术后一天复查后由手术团队告知患者术后随访方案,术后 28~36 天按手术医生要求返回进行门诊随访的患者数由门诊 HIS 系统调出进行统计。

第十一章

眼科日间病历记录

日间手术中心要求在 24 小时内完成患者的入院、手术、复苏和离院，因此就要求在患者办理入院手续报到后 24 小时内完成住院病历的书写。日间病历文书的设计既要满足日间手术高效的需求，又要保证病历能准确反映每一位患者的病情，符合《住院病历书写基本规范》，因此由专科结合自身特点设计的每一份日间病历文书均需要在设计提交过程中医院医务部把关审核，在使用过程中由病案、病历质控部门监管反馈，不断修改完善。附录 10 为本日间手术中心全部电子化日间病历模板。日间手术患者在院停留时间较短，为保证患者能尽早得到住院病历的复印件，要求日间手术运行病历书写时限为患者住院办理手续后 24 小时内完成。

一、日间病历书写的角色分配

日间手术中心的病历由手术医生负责病历的质量，负责完成手术知情同意签字、高风险备案、手术志书写，由日间病房医生负责日间患者其余部分病历书写。

患者前往日间病房预约登记时，需按照各专科术前检查要求准备好全部的检查和化验结果，连同门诊病历本、手术签单单、相应科室会诊记录交给日间医生审核。在审核过程中需要核对：患者身份、患者手术部位、患者手术方式、手术团队要求患者进行检查的重点项目是否完善（如白内障患者 A 超、角膜曲率检查；斜视患者术前三棱镜检查、三级双眼视觉检查；青光眼患者眼压、视野检查等）、相应科室会诊意见建议完善的检查是否完善。将上述检查结果收集整理，结果将记录在入院病历辅助检查中。

患者办理日间住院手续后，前往日间手术中心护士站登记，由主班护士负责核实患者身份，测量患者生命体征，询问患者既往病史和药物过敏史，完成护理记录、体温单。日间医生负责按照手术申请单要求对重点患者进行视力、眼压复查，收集患者门诊资料进行病历书写。日间病房设立日间主治医师岗，负责监督当日病历记录的质量和督促日间医生、手术医生完成病历。

手术巡回护士、手术医生、麻醉师共同在术前完成手术安全核查表。手术医生负责按照手术的实际情况填写手术志，日间病房手术志采用表格式表单，对于手术中出现的特殊情况，要求手术医生在"术中所见"区域详细填。麻醉医师填写麻醉记录及麻醉记账单。手术护士填写手术简易护理记录单、手术室治疗和消耗品收费记录单。

二、日间病历的内容及书写规范

病历内容严格按照《住院病历书写基本规范》制订，包括病案首页、病历内容清单、体温单、医嘱单、24小时出入院记录、术前讨论记录、病程记录、实验室检查、特殊检查、手术安全核查表、手术风险评估单、手术知情同意书及高风险备案单、手术室治疗和消耗品收费记录单、麻醉知情同意告知书、麻醉术前会诊单、麻醉记录、麻醉记账单、手术志、护理相关记录、单病种临床路径、抗生素使用问卷、出院评估表、护理相关记录、病人病情委托书、诊断证明。

目前日间手术中心根据各专科患者特点，采用电子病历和纸质病历并行，其书写遵循《病历书写基本规范》，基本要求如下：

1. 病历内容要真实、准确，前后一致，不得以涂改、粘贴、刮出等方法掩盖或去除原有字迹，每页病历允许2处以下修改，必须在原字迹旁注明。

2. 电子病历打印前需要双人(住院医师和主治医师)确保记录内容无误再行打印，打印后需完善病历内签名部位的签字。

3. 病历内容应准确反映日间患者在院治疗情况,对于病情变化需要处理的需要记录病情、上级医师查房意见、处理方案。

4. 日间患者在门诊或入院登记后完成手术知情同意书签字,手术室护士负责核实患者病历是否有完成签字的手术知情同意书,无术前签字的患者不能进行日间手术。

5. 术中因病情需要更改手术方式,需要手术医生暂停手术,与患者及家属交代病情后重新完善手术知情同意书签字后再进行手术。如果病情紧急不能暂停,手术医生需要委托一助完成术前谈话和签字。

6. 病历内患者的各种知情同意书签字,尽量为患者本人签字,如需要委托委托人、代理人或监护人签字的,必须保证委托 / 代理 / 监护人的名字与病历内委托书的名字一致。

7. 病历归档前由日间手术中心主治医师负责认真整理、检查病历有无缺失、遗漏、错误,以确保病历的准确性和完整性。主治检查病历时间为患者办理住院手续后36 小时内。手术医生应在当日手术完成后立刻完成全部病历内签字,并对病历质量负责,不能超过患者出院后 24 小时。

8. 病历确认归档后,病历的纸质部分和电子部分内容禁止任何人修改。如需要修改,应按照医院有关规定提交相应手续。

9. 医务部按照《病历评分标准》不定期督查日间运行病历质量。

10. 病案室、病历检查部门加大对日间病历的检查工作,在患者出院后 24 小时内收回住院病历,对内容核实无误后进行扫描归档。

11. 复印病历需要按照医疗机构《病历复印管理规定》执行。

三、日间病历签名的管理(医生、护士、麻醉师、患者)

1. 医生签名要求　按照卫生部 2010 年《病历书写基

《本规范》中规定的内容,按照审核通过的电子病历模板录入电子病历并完成电子签名后打印。相应需要签字的部分由本单位具有医生资格的医生审阅并完成亲笔签名。手术志由手术医生或第一助手完成并由手术医生审阅后签字。手术知情同意书需要由手术医生完成签字。日间病历内的医生签名是日间病历质量的重要评审指标之一,如发现手术知情同意书、手术志缺乏签名的病历视为不合格病历。

2. 患者签字　日间手术按照《住院病历记录中签名的相关规定》的要求,需要在取得患者书面同意后才能进行。原则上需要患者本人签署手术知情同意书,但患者本人不具备完全民事行为能力时,需要其法定代理人签字;患者为未成年患儿,需要由患儿的监护人签字;患者因各种原因不能自己完成书面签字时,应由其授权的人员签字;抢救患者且法定代理人或被授权人无法签字的情况下由医疗机构负责人或授权的负责人负责签字。

患者及其代理人/监护人尚需要对日间病房医生记录的病史信息进行确认,患者及家属需要仔细阅读日间病房医生书写的 24 小时内出入院记录的病史部分,确认无误进行签字。对于患方对病史信息存在争议的,由手术医生负责核实病历记录的病史是否真实合理,对于经解释拒绝签字的患者,日间病房医生需要在病史内记录。患方确认病史签名是日间病历质量的重要组成部分。

此外可能需要患方完成的签字包括:①高风险备案单;②麻醉知情同意书;③医保患者自费项目告知书;④病情变化交代病情及告知等。需要按照《住院病历记录中签名的相关规定》执行。

四、日间病历规范化用语

日间病房采用多选或复选框的电子病历表单形式记录电子病历。在体征描述的关键处按照日常该病种常见的体征特点设计选项,住院医师书写病历时只要根据病人实际情况进行勾选即可。在诊断方面设定常见的日间病房收治疾病的诊断库,包括疾病标准化 ICD 名称及编码、疾病的分级分期,方便住院医师书写病历时选择。日间病房主治医师负责对病历内容的把关,对于不恰当的诊断和描述予以纠正。

五、门诊病历收集、保管、归还

门诊病历是患者就诊的重要凭证,也是日间病房撰写病历、手术医生手术的重要依据,需要妥善保管,避免在日间病房、手术室、麻醉复苏室的遗漏。日间病房为每位到日间病房报道的住院患者准备了病历口袋,由主班护士、日间病房医生负责与患者及家属核实放入病例口袋的内容,一般为包含最近一次就诊记录和手术医嘱的门诊病历本、术前化验检查、相应科室会诊意见、重要的辅助检查、手术知情同意书。将病历口袋放入病房病历夹保存,医护人员阅读后确保全部资料放回原病历口袋。手术结束后由日间病房医生参考门诊病历及辅助检查撰写日间病历。日间病历完成后,由护士将患者病历口袋登记并放入专用箱保管,患者办理日间病房出院手续后在护士站领取门诊病历及相关资料,病历口袋由护士收集再利用。

第十二章

日间手术中心住院费用核查

一、日间病房住院费用核查

日间病房按照手术医生和患者的需求分为普通日间病房和特需日间病房。特需日间病房可以加收手术专家劳务费、疑难手术费等,所有经特需日间病房产生的手术费用为自费项目,需要患者签署知情同意书。

患者办理入院后由日间病房医生按照日间病房医嘱组套开具相应的日间病房医嘱:包括检查费、床位费、护理费、药品费、检查费、治疗费。由日间病房医生向患者说明手术相关的可能自费的项目,签署自费项目知情同意书。患者完成手术后由麻醉医师记录麻醉耗材及药品计费,由手术室护士按照手术实际使用耗材药品记录同仁医院手术室药品收费记录单、手术室治疗和消耗品收费记录单,由手术室护士与手术医生核实手术费、高值耗材使用,确认无误,由手术医师、麻醉医师、护士签字完成计费。由手术室专人负责向医嘱系统录入全部费用。术后如需特别处理,由日间病房医护人员负责录入医嘱。由夜班护士按照手术志核查手术费用、高值耗材录入是否存在错费漏费,与手术室进行核实。夜班护士查账确定无明显差错后为患者办理结账出院手续。患者于次日办理出院手续。对于欠费无法办理结账手续的患者,由日间病房护士及早通知患者家属补交住院费用,补交费用后方可办理结算。

二、日间病房医保相关费用核查

北京市医保及新农村合作医疗的患者,如按照医保办理住院,病历首页需标明医疗保险。日间病房医生接诊医保患者后按照手术医生提交的日间手术申请耗材备注与患者签署医保自费项目告知书,其内容涉及:手术费用、高值耗材、一次性耗材等。患者出院后由医保部门接收申报材料,根据医疗保险的有关规定进行审核。对有疑问的医疗费用应与定点医疗机构及时沟通,需进一步核查的医疗费用应派外审人员进行核查,不符合规定的予以拒付。本次住院的费用,对于自费项目告知书内已经明确的项目不需要审核。常见的审核容易出现的问题包括:①手术适应证(疾病诊断);②是否为医保报销的手术;③是否为医保单病种;④是否存在其他致伤原因(如他伤、工伤等)。

此外手术医生和日间病房主治医师尚需要为参加其他商业保险、异地转诊的患者提供所需材料,并确保联系方式畅通。

为方便医保患者术后复查,减少医保部门的审核工作,尽快实现医保卡解压,患者需在门诊完成全部术前检查,经手术医生审核合格后方可到日间病房预约。此外医保部门缩短了对日间病房病历的医保审查时间,并保持审查内容不变。

三、日间病房医保单病种费用核查

目前眼科的单病种日间手术包括单纯的老年白内障手术、青光眼小梁切除术、视网膜脱离的巩膜外垫压手术。在接诊患者时,由日间病房医生判断患者是否为单病种患者,如存在疑问应在手术前与手术医师核实。符合单病种手术的患者需网上填写单病种上报。同时对住院期间可能使用的自费项目签署自费协议。

医保部门接到单病种上报的日间病历后按照单病种相关规定核实患者的医疗保险报销材料,进行报销。对于所有日间手术为超声乳化白内障摘除、小梁切除术和巩膜外垫压手术的日间医保病历,医保部门负责审核是否为单病种手术,存在疑问需要与手术医生及日间医生沟通,明确符合单病种条件的按照单病种重新上报,不符合单病种条件的需要注明不符合单病种的原因(诊断、手术指征)。

第十三章

日间病房爽约预案

患者爽约是指由于患者单方面原因没有按照医患约定的时间,在手术日当天前往医院。其原因包括:①患者未做好手术的心理准备;②患者社会因素未准备充分(如无人术后照顾、家人生病、工作未协调好、无法等待等);③患者全身疾病变化需要暂缓眼科手术;④患者经济因素(未筹到足够的手术费用等);⑤社会因素(如医托欺骗等)。

患者爽约是对日间工作资源的占用和浪费,应尽可能加强术前与患者及家属的沟通,缩短患者预约到手术的等待时间,但要保证患者及家属在预约前有充分的考虑机会。在日间病房预约时,医护人员应保持足够的耐心,倾听患者存在的困难,对于病人合理化要求向手术医生团队反馈。同时在日间病房预约时应向患者说明日间病房资源有限,爽约患者可能延后手术耽误病情的风险。

第十四章

日间手术中心临床科研体系构建

日间手术的特点决定了日间病房可以在相对短的时间内收集大量具有类似病史、诊断,进行同一类手术的患者,有利于开展相应疾病治疗的随访研究,为增加临床诊治经验提供帮助。因此日间手术中心,以玻璃体腔注射病房作为试点,在其筹建过程中从以下几点进行了日间手术中心临床科研体系的构建,取得了一定的成绩。

一、科研病历的构建

科研病历与日间病历不同,科研病历的目的是按照设计好的科研目标收集的病历资料,日间病历则是为了反映本次诊疗特征而按照病历书写规范书写的病历。科研病历具有以下特点:①患者个人信息保密又要便于检索,科研病历内仅保留每位患者的编码,编码由疾病诊断-随访主任-病历编码组成,每位患者在登记科研病历资料时签署科研病历知情同意书;②按照疾病编写调查问卷,每种疾病按照临床研究计划编写调查问卷,经医学伦理、医务部、临床专家团队就医学伦理性、可行性、合法性进行讨论修改后,经预实验论证修改后投入使用;③遵循问卷设计原则。

二、科研病历的记录、存档、查阅

科研病历由经过专门培训的门诊病历阅读员进行阅读,提取相应的内容完成纸质版表格的填写。由经过专门培训的读片员对患者眼部辅助资料进行读片,明确诊断和填写表格内相应的数值测量。填写完毕的表格和患者本次所有研究所需的辅助检查影像资料由专设的病历整理员进行扫描存档。由门诊病历阅读员将科研病历录入相应的 EpiData 数据库内,实行双人背对背录入,软件核查发现录入出入的时候双人协商修改。所有日间病房的科研病历由日间中心负责人负责保管,研究者可以调取自己门诊诊治的日间病房科研病历进行总结,如需要调用其他医生门诊诊治的日间病房科研病历,应填写日间病房科研病历调取表,由日间中心负责人及涉及医生签字后方可调用。科研病历不向患者及其家属开放。

三、科研病历的总结和分析

当患者收集的数量达到既定研究方案的要求时,研究负责人将临床数据汇总进行总结和分析,将主要研究成果以日间病房查房形式向日间病房医护人员、眼科医护人员普及,并按照既往目标撰写论文或参加学术交流。

第十五章

日间手术中心教学培训体系构建

　　由参加住院医师培训的住院医师(需在同仁医院完成执业医师注册)、有执业医师资格并在同仁医院进行注册的临床研究生按照培训要求在日间病房轮转。因此日间病房是住院医师培训、临床研究生临床三基培训的重要场所。但日间病房的工作繁杂、紧张,如何保证住院医师在完成本职工作的同时加强对专业知识的学习呢? 日间手术中心由以下几点进行了尝试:

　　1. 日间病房主治就日间病房涉及的临床基础知识和基础技能,对轮转住院医师进行有计划的培训。日间病房主治在日间病房轮转期间,在熟悉日间常见疾病和手术后,向日间病房提出每周查房的内容计划,并按照计划组织每周的住院医师小讲课,对常见疾病的诊治规范和新进展进行学习。安排住院医师对日间病房涉及的显微手术操作进行模拟眼球训练。

　　2. 由门诊临床指导教师命题并组织轮转日间病房的住院医师进行轮转阶段考核,对考核不合格的住院医师,要求其延长在日间病房工作一个月后进行补考。并将考核结果反馈给日间病房主治,加强对日间病房住院医师的培训。

　　3. 不定期邀请在日间病房手术的手术医生为住院医师开展疾病诊治、手术细节的培训,提高住院医师的专业知识理论水平。为住院医师提供专业书籍和眼科学术活动信息,鼓励日间病房住院医师在工作之余阅读专科著作、参加眼科组织的各种学习活动。公布各专科的教学查房活动,鼓励住院医师在工作之余参加学习。

第十六章 日间手术中心患者宣教、宣传系统构建

日间手术中心患者宣教工作是体现日间手术中心医疗护理水平的重要环节。日间手术中心患者宣教工作直接影响患者对日间手术的配合和参与,影响患者日间手术的效果和对日间手术的满意程度。日间手术中心的宣传系统则是一方面需要满足患者对日间手术中心手术的相应注意事项、护理要点知识的需求,一方面满足日间手术中心对自己工作的宣传需要。构建和维护日间手术中心的宣传平台,有助于开展日间手术中心的患者宣教和日间手术中心的工作宣传。

一、日间手术中心的患者宣教工作

日间手术中心的患者宣教工作来源于病房患者的宣教工作,但又不同于病房患者的宣教工作,其特点如下:①宣教时间短,患者在院时间为 24 小时,除外手术时间,用于日间病房宣教的时间相对病房患者来说是明显缩短的;②宣教内容相对每一个病种相对固定,日间病房的特点在于对于同一病种的临床路径相对固定,因此采用根据病种设计的模块化宣教,既可以使同一病种的患者了解到全面的宣教内容,又可以提高日间病房宣教效率;③涉及范围广泛,因为日间病房患者在术前阶段、术后返家阶段均需要家人的照顾和观察,因此宣教内容涉及术前、手术配合、术后治疗、术后复查等多方面的内容,要充分利用患者在院时间采用多种方式对患者及家属进行反复宣教,以保证患者及家属在短时间内理解宣教内容,目前日间手术中心采用口头宣教、电视播放宣教短片、术前统一知识讲座、印制宣教手册和宣教单、利用网络媒体发布宣教材料

的立体宣教方式对患者进行宣教。

二、日间手术中心的患者满意度调查

日间手术中心患者满意度调查是日间手术中心医疗护理质量的重要反馈内容,对于提高日间手术中心医疗护理质量有重要意义。在目前进行的日间手术中心的满意度调查中,患者对于缩短住院等待时间、利用现有资源对疾病诊治方面满意度较高;对于日间病房流程、手术等候时间、术后复查及远期随访,提出了有建设性的建议。按照患者提出的建议,日间病房改进了围手术期宣教、等候的环境;增加了全麻患者术后观察的床位数量;延长了日间病房审核的接待时间。这一系列举措提高了日间中心的医疗护理服务水平,也促进了满意度调查问卷的进一步完善。这一良性循环有助于日间中心的医疗护理服务水平不断提高。

三、日间手术中心宣传平台的构建

日间手术的患者在院时间短,接受围手术期宣教的时间相对集中在手术日前后。但考虑到日间患者来自全国各地,对医院环境不熟悉、文化水平参差不齐、视力差、受紧张情绪影响对信息获取不全等因素,日间手术中心收集日间患者最常见的围手术期宣教重点、患者最常见的问题设计日间手术中心宣传平台,旨在为患者提供更全面细致的日间手术相关知识,使患者能更好地配合完成日间手术并按照要求进行术后观察和复查。

日间手术中心宣传平台包括网络平台和院内多媒体平台、宣传手册平台。依托腾讯微信公众号平台开展三院区日间手术中心介绍、眼科常见手术围手术期注意事项、日间手术预约流程、日间手术报到流程、日间手术结算流程等进行文字宣教,对眼科常见手术围手术期注意事项进行微视频展示。患者及家属可以在眼科日间病房的醒目位置进行日间手术中心公众号二维码扫描,从而了解上述知识。此外,日间手术中心将患者及家属常见的问题和常见的眼科手术围手术期注意事项统一印制成宣教手册和制作成宣传短片,向不方便使用微信的患者及家属发放宣传手册,并利用日间病房环廊的电视屏幕向不方便阅读的患者及家属进行滚动播放。通过对日间手术中心宣传平台的构建,利用现代化的手段加强了对患者及家属进行日间手术方面的知识储备,使得患者和家属能更好地配合手术医生开展日间手术。

第十七章

日间手术中心医患矛盾协调解决系统

一、日间手术中心的循证医学证据

日间手术在我国尚属于新兴事物,我中心是我国日间手术中心开展较早的中心,因此很多国内的日间手术相关的规章制度尚不完善健全。为了保证日间手术中心的工作有法可依,在医院和医务部的领导下,日间手术中心在沿用原有病房手术相关的工作规范外,根据自身的特点,寻求相应的循证医学证据作为支撑,探索适合日间手术的各种工作规范,使得日间手术中心工作得以安全有序的开展。在寻找日间手术中心相关循证医学证据时,我们首先选用我国发布的各种指南和专家共识,如没有国内的指南和专家共识,则选用目前认可度最高的国际指南和专家共识指导工作,并将制订的工作规范和所涉及的指南和专家共识报医务处备案。

二、超适应证用药备案流程

超适应证用药是指超出药品说明书所标明的适应证范围而用药的行为。医院对超适应证用药有着严格的审批程序。因眼科患者病情需要、既往文献证据证实超适应证用药安全有效的,由手术医生向药剂委员会提出申请,包括申请书、相关证据(一般需要国际指南、经典教科书、专家共识),由医务部、伦理委员会、药剂科、临床专家组成讨论小组,定期对医生提出申请进行讨论,符合要求的进行超适应证用药备案,备案后通知日间病房,才可以开展超适应证药物治疗。

三、新技术、新操作的备案流程

新技术、新项目是指在本院首次开展的诊疗技术项目。为维护医患双方的正当权利，保证医疗安全，推动诊疗技术的发展，促进学科发展，日间病房按照医院对新技术、新项目的管理规范，在眼科中心的支持下参与了多项新技术、新项目的申请和管理。

由当事手术医生或眼科专科提出《北京同仁医院诊疗新技术、新项目申请书》《医疗风险防范预案》《知情同意书》报医疗质量控制部。申请书内必须完整填写和说明新技术、新项目的标准化名称、内容、人员、设备、适应证、研究流程、实施方法和可能产生的不良后果。申请书经眼科相应专科主任签字。

由医疗质量部主任、眼科主任、质控部门主管对申请材料进行评估，由医疗质控部组织 3~5 名专家对陈述的新技术、新项目进行认真评审，评审内容涉及项目和人员的合法性、涉及药品和设备的资质认证、医学伦理、项目的安全性、适应证、禁忌证、项目的医疗风险预测和防范、物价和医保政策的规定。评审结果由医疗主管院长、质控部主任以书面形式签字盖章后通知申请科室。物价部对物价进行审批，医保办公室划分收费类别，通知信息中心入机收费后方可实施收费。科室建立该项目管理档案，准备定期检查，并定期对其执行情况进行评估。依照评估结果决定是否继续开展该项目。评估结果每半年报质控部备案。

四、医疗安全(不良)事件报告预案

医疗安全(不良)事件是指在临床诊疗活动中以及医院运行过程中，任何可能影响病人的诊疗结果，增加病人的痛苦和负担，并可能引发医疗纠纷或医疗事故，以及影响医疗工作的正常运行和医务人员人身安全的因素和事件。医疗安全(不良)事件报告是发现医疗过程中存在的安全隐患、防范医疗事故、提高医疗质量、保障患者安全、促进医学发展和保护患者利益的重要措施。规范医疗安全(不良)事件的主动报告,有助于增强风险防范意识,及时发现医疗不良事件和安全隐患。为达到卫计委提出的病人安全目标,落实建立与完善主动报告医疗安全(不良)事件与隐患缺陷的要求,日间病房按照医院相关规定报告日间手术患者出现的安全事件。由手术医生负责组织不良事件的报告,将获取的医疗安全信息进行分析,反馈并从医院管理体系、运行机制与规章制度上进行有针对性的持续改进。

医疗安全(不良)事件按事件的严重程度分4个等级:

1. Ⅰ级事件(警告事件)——非预期的死亡,或是非疾病自然进展过程中造成永久性功能丧失。一般医疗质量安全事件:造成2人以下轻度残疾、器官组织损伤导致一般功能障碍或其他人身损害后果。重大医疗质量安全事件:造成2人以下死亡或中度以上残疾、器官组织损伤导致严重功能障碍;造成3人以上中度以下残疾、器官组织损伤或其他人身损害后果。特大医疗质量安全事件:造成3人以上重度残疾或死亡。

2. Ⅱ级事件(不良后果事件)——在疾病医疗过程中是因诊疗活动而非疾病本身造成的病人机体与功能损害。

3. Ⅲ级事件(未造成后果事件)——虽然发生了错误事实,但未给病人机体与功能造成任何损害,或有轻微后果而不需任何处理可完全康复。

4. Ⅳ级事件(隐患事件)——由于及时发现并修正错误,未形成事实。

医疗安全(不良)事件报告的原则:Ⅰ级和Ⅱ级事件属于强制性报告范畴,报告原则应遵照国务院《医疗事故处理条例》、卫计委《重大医疗过失行为和医疗事故报告制度的规定》以及我院《医疗(安全)不良事件管理制度》执行。Ⅲ、Ⅳ级事件报告具有自愿性、保密性、非处罚性和公开性的特点。

医疗安全(不良)事件上报流程:发生或者发现已导致或可能导致医疗事故的医疗安全(不良)事件时,医务人员除了立即采取有效措施,防止损害扩大外,应立即向所在科室负责人报告,科室不良事件上报负责人应及时向医务处或其他相关职能科室报告。手术医生或值班人员在发生或发现Ⅰ、Ⅱ级事件时，需在12~48小时内填写《医疗安全(不良)事件报告表》，并上交相应职能部门；紧急情况电话汇报，后于48小时内补写《医疗安全(不良)事件报告表》，并上交相应职能部门。Ⅲ、Ⅳ级事件报告流程为报告人在5个工作日内填报《医疗安全(不良)事件报告表》，并提交至医务处或门诊部。

五、医疗风险防范和应急预案

医疗风险防范和应急预案是保护病人的合法权益及医务人员的正当行医权利的基础，严格执行医疗风险防范和应急预案能最大限度地减少医疗差错事故，提高医疗质量，适应现代社会对于医疗服务的要求，推动医疗技术的发展。日间病房严格执行北京同仁医院《医疗风险防范及应急预案》规定(附录11)。

对于高危患者(见术前章节)以及医院规定的需要沟通的重点病人，应严格把握手术适应证和医生准入制度，由手术医师组织术前谈话，必要时在门诊与患者按照律师约谈手续交代病情，进行手术及术后病情相关的高危备案后方可手术。高危患者尽量不进行日间手术，应收入院进行手术。

六、患者投诉的反馈途径

医院设有专门的医患沟通办公室(以下简称医患办)，专门受理患者投诉。当医患办接到患者对日间手术中心相关医疗情况的投诉后，会联系日间手术中心的负责人。负责人接到投诉后与相关医务人员联系，了解医疗过程的问题，根据具体情况，与患者进行沟通解决，并将解决方法反馈给医患办，或协同医患办共同解决。

七、医疗纠纷的证据保存

一旦发生医疗事故或争议，需立即通知日间手术中心主任、护士长和科室主任，同时报告院医政管理人员，白天为院医疗质量控制部或客户服务部、夜间为院总值班人员,不得隐瞒。并积极采取补救措施,避免或减轻对患者身体健康的进一步损害,尽可能挽救生命。由护理因素导致的医疗事故争议,除按上述程序上报外,同时按照护理体系逐级上报。由医政人员汇同科室负责人员共同查找原因。由医政人员组织多科会诊,参加会诊人员为当班最高级别医生,手术医生需要参与。日间手术中心主任、护士长与医政部门共同指定接待病人家属的人员,并由专人解释病情。

由医政部门根据患者或亲属的要求决定封存《医疗事故处理条例》所规定的病历内容。疑似输液、输血、注射、药物引起的不良后果,在医政人员以及患者或家属共同在场的情况下,立即对实物进行封存,实物由医院保管。如患者死亡,应尽全力动员尸解,病历上应有记录。如患者需转科治疗,各科室必须竭力协作。当事手术医生和所在亚科须在24小时内就事实经过写出书面报告,上报至医疗质量控制部和客户服务部,并根据要求拿出初步处理意见。

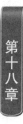

第十八章 眼科日间手术中心应急预案

　　日间手术中心应急预案是紧急情况下保证日间患者安全的重要组成部分,由日间手术中心护士长根据眼科住院病房原有应急预案和日间手术中心的特点进行起草,经医务部、保卫处、眼科核心组讨论后确定。在日常工作中由日间手术中心护士长组织日间医护人员反复学习熟悉,并在日常工作中不断修订补充。

一、日间手术突发事件紧急疏散预案

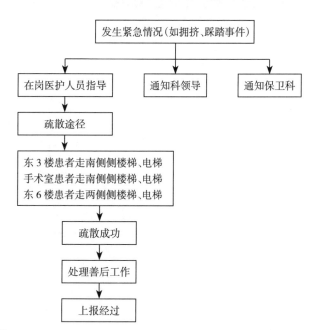

二、日间手术患者突然眼压增高的护理应急预案

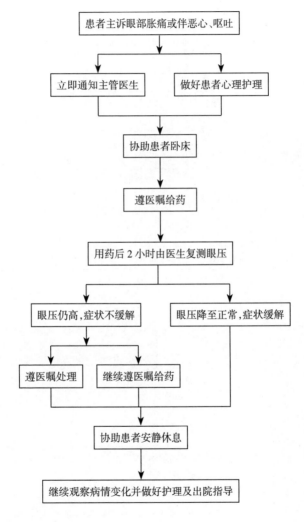

患者主诉眼部胀痛或伴恶心、呕吐

立即通知主管医生　　做好患者心理护理

协助患者卧床

遵医嘱给药

用药后2小时由医生复测眼压

眼压仍高,症状不缓解　　眼压降至正常,症状缓解

遵医嘱处理　　继续遵医嘱给药

协助患者安静休息

继续观察病情变化并做好护理及出院指导

三、日间手术患者突然发生低血糖的护理应急预案

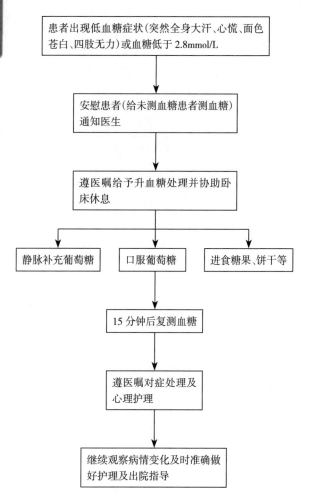

患者出现低血糖症状(突然全身大汗、心慌、面色苍白、四肢无力)或血糖低于 2.8mmol/L

↓

安慰患者(给未测血糖患者测血糖)通知医生

↓

遵医嘱给予升血糖处理并协助卧床休息

↓

静脉补充葡萄糖　　口服葡萄糖　　进食糖果、饼干等

↓

15 分钟后复测血糖

↓

遵医嘱对症处理及心理护理

↓

继续观察病情变化及时准确做好护理及出院指导

四、日间手术患者突发高血压的护理应急预案

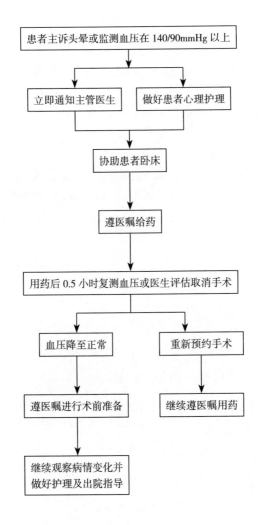

患者主诉头晕或监测血压在 140/90mmHg 以上

↓

立即通知主管医生　　做好患者心理护理

↓

协助患者卧床

↓

遵医嘱给药

↓

用药后 0.5 小时复测血压或医生评估取消手术

血压降至正常　　　　重新预约手术

遵医嘱进行术前准备　　继续遵医嘱用药

继续观察病情变化并做好护理及出院指导

五、日间手术护理特殊关注患者紧急处理预案

护理特殊关注患者的界定:年龄 80 岁以上,伴有高血压、糖尿病、心血管等任一疾病患者;不能完全自理者;语言障碍患者;耳聋或失聪患者;双眼视力均在 0.05 以下患者,或单眼盲、健眼视力 0.05 以下的患者;眩晕或步态异常者。

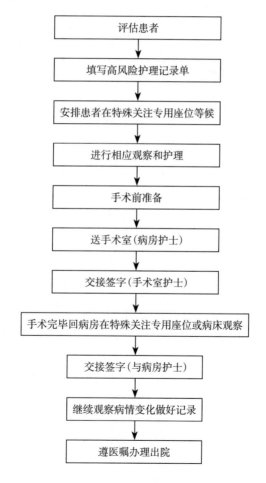

```
评估患者
   ↓
填写高风险护理记录单
   ↓
安排患者在特殊关注专用座位等候
   ↓
进行相应观察和护理
   ↓
手术前准备
   ↓
送手术室(病房护士)
   ↓
交接签字(手术室护士)
   ↓
手术完毕回病房在特殊关注专用座位或病床观察
   ↓
交接签字(与病房护士)
   ↓
继续观察病情变化做好记录
   ↓
遵医嘱办理出院
```

第十九章 眼科日间手术中心健康教育

眼科日间手术中心的健康宣教源于住院患者的眼科健康宣教,结合日间患者在院停留时间短,在围手术期不在院期间不易管理的特点进行制订。根据临床日间工作中遇到的实际情况不断完善。完善的健康教育能使患者和家属更好地理解日间手术的注意事项,更顺利地进行日间手术。中心采用根据现有的经常开展的日间眼科手术制订手术指导和健康教育的方法,制订了以下的健康教育内容。

一、白内障患者日间手术指导

(一)正确点眼药的方法

1. 点眼药前

(1) 点药前注意手卫生,平时勤洗手,不能留长指甲。

(2) 核对眼别、滴眼液标签、有效期。

2. 点眼药方法

(1) 取坐位或平卧位。

(2) 点眼药时头稍后仰,将下眼皮向下拉开,眼睛向上看。

(3) 将眼药水滴到下穹隆部,一般一次 1~2 滴。

3. 点眼药注意

(1) 注意眼药瓶不能触及眼睛的任何部位,距离眼睛 2~3cm 即可。

(2) 避开角膜。

(3) 先滴眼药水,再滴眼药膏。

4. 点眼药后

(1) 轻轻闭合眼睑 3~5 分钟。点多种药物时,两种药间隔 5~10 分钟。

（2）滴药后用一次性纸巾将眼周的分泌物及药渍擦干净。

（3）眼药使用后拧紧瓶盖，一经开启，宜放于阴凉避光处保存。

（二）手术前、手术中注意事项

1. 眼药　术前 3 天开始点消炎眼药，预防感染。

2. 睡眠　患者放松心情，晚间保证充足睡眠。

3. 预防感冒。

4. 饮食

（1）全麻患者：严格遵守术前禁食、禁水时间。

（2）局麻患者：正常饮食，选择清淡易消化食物。

5. 卫生　术前一日沐浴（注意保暖，以防着凉）、剪指甲，手术当日患者不戴饰物，不染指甲，不化妆。

6. 家属　手术日必须带一名家属，贵重物品交家属保存。

7. 牙齿与助听器　老年患者进手术室前摘掉义齿及助听器，全麻小儿患者有活动牙齿需提前告知麻醉师和主管医生。

8. 血压、血糖　病人术前保持血压、血糖平稳。

9. 抗凝药物　如长期服用阿司匹林、华法林、波立维等抗凝血药物，要询问医生，遵医嘱决定是否停药。

10. 手术中　局麻患者手术中不要过度紧张，要尽量放松，特别注意头不能移动，不能咳嗽、打喷嚏。手术时面部要覆盖治疗巾，如有憋闷等不适情况立即告知医生，手不能触碰术眼及手术区域。

（三）手术后注意事项

1. 饮食

（1）全麻病人：继续禁食、禁水，时间听从麻醉师指示，待可吃饭后，可慢慢坐起，先饮少量温开水，不呛不吐后，方可进食清淡易消化食物，注意进食量不可过多，速度不可过快，并避免水果、生冷、辛辣刺激食物。

（2）局麻患者：术后当日可正常进餐，选择易消化的软食，避免辛辣刺激及坚硬食物。恢复期选择富含维生素、蛋白质的饮食以增强体质,如瘦肉、鸡蛋、鱼类、新鲜蔬菜、水果,注意粗细粮搭配。保持大便通畅,勿用力。

2. 眼部纱布及次日换药　手术当天,术眼纱布覆盖,请勿自行打开,第二天由医师拆去纱布,开始点眼药。

(1) 成人局麻患者第二日门诊换药,按照手术室给予的换药单上的时间、地点前往换药。换药后在门诊领取诊断证明书,并按照医生医嘱开始滴眼药。

(2) 儿童全麻患者手术后第二日病房换药,之后需到三层门诊找手术主任检查,并按照医生医嘱开始滴眼药。

3. 术后不适　手术后如感觉有眼胀痛、头痛、恶心等不适,在院观察期间请及时告知医护人员。

4. 活动　手术后 3 个月,应多休息,勿进行重体力劳动或剧烈运动,勿长时间弯腰低头,勿过度用力或提举重物,避免用力打喷嚏咳嗽,1 个月内勿对手术眼施加压力(如揉眼)。

5. 眼部护理　第二天医师拆去纱布后,应保持眼部清洁。手术后 2 周内不能撩水洗脸及洗头发,避免脏水、肥皂水进到眼内,以免造成感染。可用拧干的湿毛巾、纸巾(除外酒精、消毒纸巾)轻擦拭脸部及眼周。

6. 呼吸道　预防感冒,避免剧烈的咳嗽、打喷嚏。

7. 用药　术后严格遵照医嘱用药,切勿自行调整用量。

二、眼肌患者日间手术指导

(一) 正确点眼药的方法

1. 点眼药前

(1) 点药前注意手卫生,平时勤洗手,不能留长指甲。

(2) 核对眼别、滴眼液标签、有效期。

2. 点眼药方法

(1) 取坐位或平卧位。

(2) 点眼药时头稍后仰,将下眼皮向下拉开,眼睛向上看。

(3) 然后将眼药水滴到下穹窿部,一般一次 1~2 滴。

3. 点眼药注意

（1）注意眼药瓶不能触及眼睛的任何部位，距离眼睛2~3cm即可。

（2）避开角膜。

（3）先滴眼药水，再滴眼药膏。

4. 点眼药后

（1）轻轻闭合眼睑3~5分钟。点多种药物时，两种眼药间隔5~10分钟。

（2）滴药后用一次性纸巾将眼周的分泌物及药渍擦干净。

（3）眼药使用后拧紧瓶盖，一经开启，宜放于阴凉避光处保存。

（二）手术前、手术中注意事项

1. 眼药　遵医嘱术前3天开始点消炎眼药，预防感染。

2. 睡眠　患者放松心情，术前晚间保证充足睡眠。

3. 预防感冒。

4. 饮食

（1）全麻患者：全麻患者严格遵守术前禁食、禁水时间。

（2）局麻患者：请遵医嘱。

5. 卫生　术前一日沐浴（注意保暖，以防着凉）、剪指甲。手术当日患者不戴饰物，不染指甲，不化妆，换好病号服，全麻患者里面只穿内裤。

6. 家属　手术日必须带一名家属，贵重物品交家属保存。

7. 牙齿与助听器　老年患者进手术室前摘掉义齿及助听器，全麻小儿患者有活动牙齿需提前告知麻醉师和主管医生。

8. 血压、血糖　病人术前保持血压、血糖平稳。

9. 抗凝药物　如长期服用阿司匹林、华法林、波立维等抗凝血药物，要询问医生，遵医嘱决定是否停药。

10. 手术中　局麻患者手术中不要过度紧张，要尽量放松，特别注意头不能移动。手术时面部要覆盖治疗巾，如有憋闷等不适情况立即告知医生，手不能触碰术眼及手术区域。

（三）手术后注意事项

1. 饮食

（1）全麻病人：继续禁食、禁水，时间听从麻醉师指示，待可吃饭后，可慢慢坐起，先饮少量温开水，不呛不吐后，方可进食清淡易消化食物，注意进食量不可过多，速度不可过快，并避免进食水果、生冷、辛辣刺激食物。

（2）恢复期选择富含维生素、蛋白质的饮食以增进体质，如瘦肉、鸡蛋、鱼类、新鲜蔬菜、水果，注意粗细粮搭配，保持大便通畅，勿用力。

2. 眼部纱布　手术当天，术眼纱布覆盖，夜间注意勿自行摘除，第二天由医师拆去纱布，换药检查后，开始点眼药。（有些病人为术后第 3 天换药，具体时间请遵医嘱）。

3. 眼部缝线　缝线一般为可吸收线，不必拆线。如有特殊情况遵医嘱。

4. 眼部卫生　第二天医师拆去纱布后，可用清洁毛巾、纸巾擦拭眼周围，不要用酒精、消毒纸巾擦眼。勿使脏水、肥皂水进眼，术后 2 周内勿撩水洗脸洗头发，以免造成眼部感染。

5. 术后不适　术后有眼痛、恶心呕吐等反应，一般会在几小时内自行消除，属于手术反应，一般不需处理，如反应严重，请及时就诊。

6. 术后戴眼镜的问题，因人而异，请遵医嘱。

7. 活动

（1）手术完毕后患者安静休息。

（2）术后 2 周后可以正常用眼，上学、工作、看书、看电视电脑等。

（3）术后 1 个月后可游泳及其他剧烈运动。

8. 复查　术后复查 1 个月或 3 个月不等，遵从医嘱，于医生出门诊时间就诊，若有不适及时就诊。

三、玻璃体注药手术患者日间手术指导

（一）正确点眼药的方法

1. 点眼药前

（1）点药前注意手卫生，平时勤洗手，不能留长指甲。

(2) 核对眼别、滴眼液标签、有效期。

2. 点眼药方法

(1) 取坐位或平卧位。

(2) 点眼药时头稍后仰,将下眼皮向下拉开,眼睛向上看。

(3) 然后将眼药水滴到下穹窿部,一般一次 1~2 滴。

3. 点眼药注意

(1) 注意眼药瓶不能触及眼睛的任何部位,距离眼睛2~3cm 即可。

(2) 避开角膜。

(3) 先滴眼药水,再滴眼药膏。

4. 点眼药后

(1) 轻轻闭合眼睑 3~5 分钟。点多种药物时,两种眼药间隔 5~10 分钟。

(2) 滴药后用一次性纸巾将眼周的分泌物及药渍擦干净。

(3) 眼药使用后拧紧瓶盖,一经开启,宜放于阴凉避光处保存。

(二) 手术前、手术中注意事项

1. 眼药 术前 3 天遵医嘱点消炎眼药水。

2. 睡眠 患者放松心情,晚间保证充足睡眠。

3. 预防感冒。

4. 术前饮食

(1) 局麻患者:手术日饮食正常,但不可进食过饱。

(2) 全麻患者:严格遵守术前禁食、禁水时间。

5. 卫生 术前一日沐浴(注意保暖,以防着凉)、剪指甲,手术当日患者不戴饰物,不染指甲,不化妆。

6. 血压、血糖 高血压、糖尿病患者术前保持血压、血糖正常平稳。

7. 家属 手术日必须带一名家属,贵重物品交家属保存。

8. 牙齿与助听器 老年患者进手术室前摘掉义齿及助听器,全麻小儿患者有活动牙齿需提前告知麻醉师和主管医生。

9. 手术中　局麻患者手术中要尽量放松,不要过度紧张。特别注意头不能移动,不能打喷嚏、咳嗽。双手自然放在身体两侧,不能触碰术眼及手术区域。患者面部要覆盖治疗巾,如有憋闷等不适请告知医生。

（三）手术后注意事项

1. 注药手术后 30 分钟测量眼压（合并做其他术式的病人,有可能不必测量,具体情况遵从医嘱）。

2. 术后饮食

（1）局麻病人:清淡饮食,多吃蔬菜,保持大便通畅。

（2）全麻病人:回病房后听从麻醉师的指示,如无特殊要求,常规患者禁食水 4~6 小时,术后第一餐要进食易消化的粥、面条等食品,以免引起胃部不适。

3. 体位

（1）局麻病人:手术后可正常完成日常生活,如吃饭、如厕等。

（2）全麻病人:听从麻醉师的指示,如无特殊要求,去枕平卧（不枕枕头平躺）4~6 小时。

4. 眼部纱布及眼药　注药后当天,术眼纱布覆盖,患者勿自行打开,第二天按照医生告知的时间地点前往换药,医生去除纱布,患者回家后开始点眼药。

注意:有部分患者,手术后当天可自行撩起纱布,开始点消炎眼药,具体情况严格遵照医嘱执行。

5. 眼部　术后眼部有轻微异物感、视物模糊、眼前少量黑影飘动均属于正常现象,一般几天或数周后消失。术后如出现眼部疼痛不适、眼红加剧、眼胀痛、恶心呕吐、对光敏感、飞蚊症、视力下降等异常情况,及时就医。2 周内不要撩水洗脸洗头发,避免脏水肥皂水进入眼内,可用拧干的湿毛巾轻擦拭眼周及脸部。

6. 活动　术后即使眼睛出现不适也不能用手揉眼。避免过度用眼和剧烈运动。术后避免高空作业、开车等具有危险性的机械性操作。

7. 排尿　全麻患者,第一次排尿后要告知护士。

8. 换药与复查　术后换药、复诊的时间、地点以手术医生交代为准。

四、青光眼手术患者日间手术指导

(一) 正确点眼药的方法

1. 点眼药前

(1) 点药前注意手卫生,平时勤洗手,不能留长指甲。

(2) 核对眼别、滴眼液标签、有效期。

2. 点眼药方法

(1) 取坐位或平卧位。

(2) 点眼药时头稍后仰,将下眼皮向下拉开,眼睛向上看。

(3) 然后将眼药水滴到下穹窿部,一般一次 1~2 滴。

3. 点眼药注意

(1) 注意眼药瓶不能触及眼睛的任何部位,距离眼睛 2~3cm 即可。

(2) 避开角膜。

(3) 先滴眼药水,再滴眼药膏。

4. 点眼药后

(1) 轻轻闭合眼睑 3~5 分钟。点多种药物时,两种眼药间隔 5~10 分钟。

(2) 滴药后用一次性纸巾将眼周的分泌物及药渍擦干净。

(3) 眼药使用后拧紧瓶盖,一经开启,宜放于阴凉避光处保存。

(二) 手术前及手术中注意事项

1. 术前 3 天滴用消炎眼药。

2. 预防感冒。

3. 睡眠 患者放松心情,术前晚间保证充足睡眠。

4. 术前饮食

(1) 局麻患者:手术日饮食正常,但不可进食过饱。

(2) 全麻患者:严格遵守术前禁食、禁水时间。

5. 卫生 术前一日沐浴(注意保暖,勿着凉)、剪指甲、男病人刮胡子。手术当日患者不佩戴任何饰品,如项链、手镯等。手术当日患者换好病号服,全麻患者里面只穿内裤,不染指甲,不化妆。

6. **腕带** 患者手上的腕带印有病人信息,术前请不要随意摘下,待出院后方可弃去。

7. **血压、血糖** 高血压、糖尿病患者术前保持血压、血糖正常平稳。

8. **抗凝药** 如长期服用阿司匹林、华法林、波立维等抗凝血药物,要询问医生,遵医嘱决定是否停药。

9. **家属** 手术日必须带一名家属,贵重物品交家属保存。

10. **牙齿与助听器** 老年患者进手术室前摘掉义齿及助听器,全麻小儿患者有活动牙齿需提前告知麻醉师和主管医生。

11. **手术中** 局麻患者手术中不要过度紧张,要尽量放松,特别注意头不能移动,手术时面部要覆盖治疗巾,如有憋闷等不适情况立即告知医生,手不能触碰术眼及手术区域。

(三)手术后注意事项

1. 饮食

(1) 局麻病人:进食清淡易消化的饮食,避免辛辣刺激或坚硬的食物。恢复期注意粗细粮搭配,保持大便通畅。尽量避免喝浓茶和咖啡。

(2) 全麻病人:回病房后听从麻醉师的指示,如无特殊要求,常规患者禁食水 4~6 小时。术后第一餐要进食易消化的粥、面条等食品,以免引起胃部不适。

2. 排尿 全麻病人第一次排尿后需告知护士。

3. 体位

(1) 局麻病人:手术后可正常完成日常生活,如吃饭、如厕等。

(2) 全麻病人:听从麻醉师的指示,如无特殊要求,去枕平卧 4~6 小时。

4. **眼部纱布及次日换药** 手术当天,术眼纱布覆盖,请勿自行打开。第二天,按照医生告知的时间地点前往换药检查,由医师拆去纱布,遵医嘱开始点眼药。

5. **术后不适** 术后可能会出现轻微疼痛,一般 12~24 小时可自行缓解。如感觉有疼痛剧烈、眼胀痛、头痛、恶心、呕吐等不适,在院观察期间请及时告知医护人员。

6. 活动　手术后 3 个月内多休息,避免重体力劳动或剧烈运动,勿长时间弯腰低头,勿过度用力提举重物,一个月内勿对手术眼施加压力(如揉眼)。术后避免高空作业、开车等具有危险性的机械性操作。

7. 眼部护理　术后 2 周内,为避免眼部感染,不要撩水洗脸及洗头发,并注意脏水、肥皂水勿进到眼内。可用拧干的清洁湿毛巾、纸巾(酒精、消毒纸巾除外)擦拭面部及眼周围。

8. 呼吸道　避免感冒及用力打喷嚏、咳嗽。

9. "五要""五不要"

(1) "五要":要认真休息保证睡眠、要按时点眼药、要保持眼部清洁、要保持大便通畅、要保持乐观情绪。

(2) "五不要":不要大声谈笑、不要猛烈低头、不要用力咳嗽打喷嚏、不要看手机和电视、不要碰撞眼球、揉眼睛。

10. 光线　青光眼患者术后不要在阴暗处久留,以免病情恶化。

11. 饮水　不要一次性大量饮水(每次不超过 300ml),避免眼内房水增多,造成眼内压力猛增,加重青光眼。

12. 用药　严格遵照医嘱用药,不要自行调整用量。手术当天,做手术的眼睛不点眼药;若另一眼遵医嘱长期用药,请照常点药。

五、全麻眼底筛查患儿日间手术指导

(一) 正确点眼药的方法

1. 点眼药前

(1) 点药前注意手卫生,平时勤洗手,不能留长指甲。

(2) 核对眼别、滴眼液标签、有效期。

2. 点眼药方法

(1) 取坐位或平卧位。

(2) 点眼药时头稍后仰,将下眼皮向下拉开,眼睛向上看。

(3) 然后将眼药水滴到下穹窿部,一般一次 1~2 滴。

3. 点眼药注意

(1) 注意眼药瓶不能触及眼睛的任何部位,距离眼睛2~3cm 即可。

(2) 避开角膜。

(3) 先滴眼药水,再滴眼药膏。

4. 点眼药后

(1) 轻轻闭合眼睑 3~5 分钟。点多种药物时,两种眼药间隔 5~10 分钟。

(2) 滴药后用一次性纸巾将眼周的分泌物及药渍擦干净。

(3) 眼药使用后拧紧瓶盖,一经开启,宜放于阴凉避光处保存。

(二) 手术前的注意事项

1. 眼药 术前三天遵医嘱点消炎眼药,手术当日晨点散瞳眼药(具体遵照医生医嘱)。

2. 预防感冒 患儿应适当增减衣物,避免着凉,多饮白开水,适当增加水果摄入,增强抵抗力,术前一晚早休息,避免感冒。术前 3 天家长观察患儿体温及身体情况,如有发热、咳嗽咳痰、打喷嚏、流鼻涕等症状,应告知医务人员。

3. 术前胃肠道准备

(1) 术前遵照医生交代的时间,严格禁食禁水(即不吃饭不喝水)。

(2) 在规定时间以前,术前的最后一次进餐,月龄儿童可选母乳、牛乳、温开水;较大儿童应选择清淡易消化的食物,如面包、饼干、面条等,饮水为少量温开水,不要进食鸡蛋、牛奶或油腻食物。

(3) 手术当天早上不要刷牙,以免误饮水。

(4) 家长应将水与食物收好,以免患儿自行进食饮水。

4. 卫生 手术前一日沐浴(注意保暖,以防着凉)、剪指甲,手术当日患儿不戴饰物、不染指甲、不化妆,女患儿将发辫梳在两侧。

5. 牙齿 全麻小儿患者有活动牙齿需提前告知麻醉师和主管医生。

6. 家属 患儿必须有家属陪同。

7. 时间安排 由于接台手术时间不确定,术前禁食、水时间可能会延长。

(三)手术后的注意事项

1. 饮食、体位与病情观察

(1)患儿回病房后听从麻醉师指示,如无特殊要求,常规去枕平卧并禁食水 4~6 小时,待到规定时间过后,可缓慢坐起,先饮少量温水,无呛咳呕吐,可进食易消化的粥、面条等食物,注意速度不可过快,进食量不可过多。并避免选择牛奶、鸡蛋、肉类、水果及较硬食物,以免引起胃部不适。第二日可进食清淡易消化富含蛋白质的软食,多食蔬菜水果,忌辛辣刺激,以保持大便通畅。

(2)护士会定时巡视,并指导家长重点观察患儿的意识、呼吸、面色、口唇、四肢皮温、口腔分泌物等。麻醉恢复期间患儿可能会哭闹、躁动、精神激动,此时家长应保持环境安静,避免外界刺激,保护患儿安全,防止外伤。

(3)全麻作用可持续 24 小时,患儿离院后仍可能出现嗜睡或协调能力减弱,在此期间,家长应尽量避免患儿进行精细的或需要集中注意力的操作。

2. 体温 全麻术后患儿可能出现体温升高,应注意保暖,必要时及时就诊。恢复期避免感冒。

3. 眼部护理及日常活动

(1)手术后应看管患儿,严禁用手抓术眼绷带、眼垫,不要揉眼,换药后遵医嘱用药。注意眼部卫生,防止感染。如有疼痛等不适,请告知医务人员。术后当日应多休息,避免追跑打闹。

(2)若合并其他手术或操作,应看管患儿 3 个月内勿剧烈运动和过度用眼,勿长时间低头玩耍,勿用力打喷嚏咳嗽。2 周内勿撩水洗脸,眼内勿进脏水肥皂水,可用拧干湿毛巾轻擦拭眼周及面部。

4. 离院 患儿进食饮水正常,无呕吐,并自主排尿后,经儿科医生会诊审核后方可离院,离院时告知护士。若孩子全身情况欠佳,有可能会留院观察一晚,或转入其他相应科室,继续观察。

5. 换药与复查　术后换药、复诊的时间、地点以手术医生交代为准，不适随诊。

六、眼底手术患者日间手术指导

（一）正确点眼药的方法

1. 点眼药前

（1）点药前注意手卫生，平时勤洗手，不能留长指甲。

（2）核对眼别、滴眼液标签、有效期。

2. 点眼药方法

（1）取坐位或平卧位。

（2）点眼药时头稍后仰，将下眼皮向下拉开，眼睛向上看。

（3）然后将眼药水滴到下穹窿部，一般一次 1~2 滴。

3. 点眼药注意

（1）注意眼药瓶不能触及眼睛的任何部位，距离眼睛 2~3cm 即可。

（2）避开角膜。

（3）先滴眼药水，再滴眼药膏。

4. 点眼药后

（1）轻轻闭合眼睑 3~5 分钟。点多种药物时，两种眼药间隔 5~10 分钟。

（2）滴药后用一次性纸巾将眼周的分泌物及药渍擦干净。

（3）眼药使用后拧紧瓶盖，一经开启，宜放于阴凉避光处保存。

（二）手术前及手术中的注意事项

1. 眼药　遵医嘱术前 3 天开始点消炎眼药，预防感染。

2. 睡眠　患者放松心情，晚间保证充足睡眠，

3. 预防感冒。

4. 术前饮食

（1）局麻患者：手术日饮食正常，但不可进食过饱。

（2）全麻患者：严格遵守术前禁食、禁水时间。

5. 卫生　术前一日沐浴（注意保暖，以防着凉）、剪指

甲。手术当日患者不佩戴任何饰品,如项链、手镯等。手术当日患者换好病号服,全麻患者里面只穿内裤,不染指甲,不化妆。

6. 腕带　患者手上的腕带印有病人信息,术前请不要随意摘下,待出院后方可弃去。

7. 血压、血糖　高血压、糖尿病患者术前保持血压、血糖正常平稳。

8. 抗凝药物　如长期服用阿司匹林、华法林、波立维等抗凝血药物,要询问医生,遵医嘱决定是否停药。

9. 家属　手术日必须带一名家属,贵重物品交家属保存。

10. 牙齿与助听器　老年患者进手术室前摘掉义齿及助听器,小儿患者有活动牙齿需提前告知麻醉师和主管医生。

11. 手术中　局麻患者手术中不要过度紧张,要尽量放松,特别注意头不能移动。手术时面部要覆盖治疗巾,如有憋闷等不适情况立即告知医生,手不能触碰术眼及手术区域。

(三) 手术后的注意事项

1. 饮食

(1) 局麻病人:清淡饮食,多吃蔬菜,保持大便通畅。

(2) 全麻病人:回病房后听从麻醉师的指示,如无特殊要求,常规患者禁食水 4~6 小时。术后第一餐要进食易消化的粥、面条等食品,以免引起胃部不适。

2. 排尿　全麻病人第一次排尿后需告知护士。

3. 体位

(1) 局麻病人:手术后可正常完成日常生活,如吃饭、如厕等。

(2) 全麻病人:听从麻醉师的指示,如无特殊要求,去枕平卧 4~6 小时。

4. 特殊卧位指导

(1) 眼内未充填硅油及惰性气体的患者无特殊卧位要求。

(2) 眼内注入惰性气体患者,在气体完全吸收前,须保持面部与地面平行的俯卧位姿势,即便是站立行走时也应保持。使注入气体上浮以促进视网膜复位,同时不能乘坐飞机,以免空气中气压改变,造成对视网膜的冲击、伤害。

(3) 硅油填充的患者,根据裂孔位置保持侧卧位或俯卧位姿势,即便是站立行走时也应保持,使硅油上浮促进视网膜复位,具体卧位时间、方式遵医嘱。

(4) 患者要注意 1~2 小时变换一次体位,防止压疮。起身变换体位时,动作要缓慢,以免不适。站立行走时,应由家属搀扶,并注意安全。

5. 眼部纱布及次日换药　手术当天,术眼纱布覆盖,请勿自行打开。第二天,按照医生告知的时间地点前往换药检查,由医师拆去纱布,遵医嘱开始点眼药。

6. 术后不适　术后可能会出现轻微疼痛,一般 12~24 小时可自行缓解。如感觉有疼痛剧烈、眼胀痛、头痛、恶心、呕吐等不适,在院观察期间请及时告知医护人员。

7. 活动　手术后 3 个月内多休息,避免重体力劳动或剧烈运动,无俯卧位要求患者,勿长时间弯腰低头,勿过度用力提举重物,1 个月内勿对手术眼施加压力(如揉眼)。术后避免高空作业、开车等伴有危险的机械性操作。

8. 眼部护理　术后 2 周内,为避免眼部感染,不要撩水洗脸及洗头发,并注意脏水、肥皂水勿进到眼内。可用拧干的清洁湿毛巾、纸巾(酒精、消毒纸巾除外)擦拭面部及眼周围。

9. 呼吸道　避免感冒及用力打喷嚏、咳嗽。

七、眼整形手术患者日间手术指导

(一) 正确点眼药的方法

1. 点眼药前

(1) 点药前注意手卫生,平时勤洗手,不能留长指甲。

(2) 核对眼别、滴眼液标签、有效期。

2. 点眼药方法

(1) 取坐位或平卧位。

(2) 点眼药时头稍后仰,将下眼皮向下拉开,眼睛向上看。

（3）然后将眼药水滴到下穹窿部，一般一次 1~2 滴。

3. 点眼药注意

（1）注意眼药瓶不能触及眼睛的任何部位，距离眼睛 2~3cm 即可。

（2）避开角膜。

（3）先滴眼药水，再滴眼药膏。

4. 点眼药后

（1）轻轻闭合眼睑 3~5 分钟。点多种药物时，两种眼药间隔 5~10 分钟。

（2）滴药后用一次性纸巾将眼周的分泌物及药渍擦干净。

（3）眼药使用后拧紧瓶盖，一经开启，宜放于阴凉避光处保存。

（二）手术前及手术中的注意事项

1. 睡眠患者放松心情，晚间保证充足睡眠。

2. 预防感冒。

3. 术前饮食

（1）局麻患者：手术日饮食正常，但不可进食过饱。

（2）全麻患者：严格遵守术前禁食、禁水时间。

4. 卫生　术前一日沐浴（注意保暖，以防着凉）、剪指甲。手术当日患者不佩戴任何饰品，如项链、手镯等。手术当日患者换好病号服，全麻患者里面只穿内裤，不染指甲，不化妆。

5. 腕带　患者手上的腕带印有病人信息，术前请不要随意摘下，待出院后方可弃去。

6. 血压、血糖　高血压、糖尿病患者术前保持血压、血糖正常平稳。

7. 抗凝药物　如长期服用阿司匹林、华法林、波立维等抗凝血药物，要询问医生，遵医嘱决定是否停药。

8. 家属　手术日必须带一名家属，贵重物品交家属保存。

9. 牙齿与助听器　老年患者进手术室前摘掉义齿及助听器，小儿患者有活动牙齿需提前告知麻醉师和主管医生。

10. 手术中　局麻患者手术中不要过度紧张,要尽量放松,特别注意头不能移动。手术时面部要覆盖治疗巾,如有憋闷等不适情况立即告知医生,手不能触碰术眼及手术区域。

（三）手术后的注意事项

1. 饮食

（1）局麻病人:宜进食清淡易消化的饮食,多吃蔬菜,避免辛辣坚硬食物,保持大便通畅。

（2）全麻病人:回病房后听从麻醉师的指示,如无特殊要求,常规患者禁食水 4~6 小时。术后第一餐要进食易消化的粥、面条等食品,以免引起胃部不适。

2. 排尿　全麻病人第一次排尿后需告知护士。

3. 体位

（1）局麻病人:手术后可正常完成日常生活,如吃饭、如厕等。

（2）全麻病人:听从麻醉师的指示,如无特殊要求,去枕平卧 4~6 小时。

4. 眼部纱布及次日换药　手术当天,术眼纱布覆盖,请勿自行打开。第二天,按照医生告知的时间地点前往换药检查,由医师拆去纱布,遵医嘱开始点眼药。

5. 术后不适　术后可能会出现轻微疼痛,一般 12~24 小时可自行缓解,无须服用止痛药。如疼痛剧烈或敷料渗血明显,请告知医务人员。

6. 活动　手术后 3 个月内多休息,避免重体力劳动或剧烈运动,勿长时间弯腰低头、过度用力提举重物,1 个月内勿对手术眼施加压力(如揉眼)。

7. 眼部护理　术后 2 周内,为避免眼部感染,不要撩水洗脸及洗头发,并注意脏水、肥皂水勿进到眼内及伤口处。可用拧干的清洁湿毛巾、纸巾(酒精、消毒纸巾除外)擦拭面部及眼周围。

8. 呼吸道　避免感冒及用力打喷嚏、咳嗽。

9. 植皮的患者要注意植皮处伤口的保护,防止出血或感染的发生,行唇黏膜移植的患者,注意口腔卫生,避免感染。

八、眼肿瘤眶前肿物及结膜肿物切除手术患者日间手术指导

(一) 正确点眼药的方法

1. 点眼药前

(1) 点药前注意手卫生,平时勤洗手,不能留长指甲。

(2) 核对眼别、滴眼液标签、有效期。

2. 点眼药方法:

(1) 取坐位或平卧位。

(2) 点眼药时头稍后仰,将下眼皮向下拉开,眼睛向上看。

(3) 然后将眼药水滴到下穹窿部,一般一次 1~2 滴。

3. 点眼药注意

(1) 注意眼药瓶不能触及眼睛的任何部位,距离眼睛 2~3cm 即可。

(2) 避开角膜。

(3) 先滴眼药水,再滴眼药膏。

4. 点眼药后

(1) 轻轻闭合眼睑 3~5 分钟。点多种药物时,两种眼药间隔 5~10 分钟。

(2) 滴药后用一次性纸巾将眼周的分泌物及药渍擦干净。

(3) 眼药使用后拧紧瓶盖,一经开启,宜放于阴凉避光处保存。

(二) 手术前及手术中的注意事项

1. 眼药 术前 3 天术眼遵医嘱应用消炎眼药,以预防术后感染。

2. 卫生准备 术前避免感冒着凉。清淡饮食,多吃青菜防止便秘。做好个人卫生,不留长指甲,不留胡须。因术后两周内水不能进到眼睛里,洗澡、洗头会不方便,故手术前一天可以洗澡,年龄大的患者要注意安全,应有家属陪伴帮助。

3. 饮食 局麻手术病人可正常进餐,选择清淡饮食。全麻手术病人遵医嘱禁食水。

4. 内科服药　病人术前按时服用降血压、降血糖药物。如长期服用阿司匹林、华法林、波立维等抗凝血药物，要询问医生，遵医嘱决定是否停药。

5. 家属　手术日必须带一名家属。

6. 物品　不要佩戴任何饰物进入手术室，例如项链、手表、戒指、耳环、眼镜、义齿等，贵重物品交由家属保存。老年病人摘掉义齿和助听器并交给家属。

7. 手术中　请患者避免紧张情绪，精神放松。保持头、手、身体不动，不能咳嗽、打喷嚏，如有不适需告知医生。

（三）手术后注意事项

1. 活动　注意术后多休息、减少活动，不要对手术眼施加压力（如用力揉眼）。

2. 术眼卫生　注意术后 2 周内不要让脏水、肥皂水进到眼睛里，可以擦脸。

3. 饮食　选择清淡易消化的软食，以免过分使用咀嚼肌牵动伤口，引起疼痛。忌烟酒、浓茶、咖啡，少食海鲜、韭菜，避免辛辣刺激性食物；术后 3 个月内不要进食大补食品。

4. 术后不适　手术当日，如术眼出现轻微磨、疼痛等症状属于正常情况，不需要处理。如出现剧烈疼痛、眼部出血等症状需及时来医院就诊。

5. 术后换药及用药　术后换药时间，地点及术后用药以专业组医生交代为准。术眼于术后换药后遵医嘱开始点消炎眼药。

九、翼状胬肉切除手术患者日间手术指导

（一）正确点眼药的方法

1. 点眼药前

（1）点药前注意手卫生，平时勤洗手，不能留长指甲。

（2）核对眼别、滴眼液标签、有效期。

2. 点眼药方法

（1）取坐位或平卧位。

（2）点眼药时头稍后仰，将下眼皮向下拉开，眼睛向上看。

（3）然后将眼药水滴到下穹窿部，一般一次 1~2 滴。

3. 点眼药注意

（1）注意眼药瓶不能触及眼睛的任何部位，距离眼睛 2~3cm 即可。

（2）避开角膜。

（3）先滴眼药水，再滴眼药膏。

4. 点眼药后

（1）轻轻闭合眼睑 3~5 分钟。点多种药物时，两种眼药间隔 5~10 分钟。

（2）滴药后用一次性纸巾将眼周的分泌物及药渍擦干净。

（3）眼药使用后拧紧瓶盖，一经开启，宜放于阴凉避光处保存。

（二）手术前及手术中的注意事项

1. 眼药　常规术前 3 天术眼要应用消炎眼药，以预防术后感染。

2. 卫生准备　术前避免感冒着凉。清淡饮食，多吃青菜防止便秘。做好个人卫生，不留长指甲，不留胡须。因术后两周内水不能进到眼睛里，洗澡、洗头会不方便，故手术前一天可以洗澡，年龄大的患者要注意安全，应有家属陪伴帮助。

3. 饮食　局麻手术病人可正常进餐，选择清淡饮食。

4. 内科服药　病人术前按时服用降血压、降血糖药物。如长期服用阿司匹林、华法林、波立维等抗凝血药物，要询问医生，遵医嘱决定是否停药。

5. 家属　手术日必须带一名家属。

6. 物品　不要佩戴任何饰物进入手术室，例如项链、手表、戒指、耳环、眼镜、义齿等，贵重物品交由家属保存。老年病人摘掉义齿和助听器并交给家属。

7. 手术中　请患者避免紧张情绪，精神放松。保持头、手、身体不动，不能咳嗽、打喷嚏，如有不适需告知医生。

（三）手术后注意事项

1. 活动　注意术后 2 周内多休息、减少活动，不要长时间弯腰低头，不要用力咳嗽、打喷嚏，以免震动伤口。不用力解便,避免腹压增加而造成眼压升高。注意不要对手术眼施加压力(如用力揉眼)。不要过度用力及抬重物,3个月不能做剧烈运动。

2. 术眼卫生　注意术后2周内不要让脏水、肥皂水进到眼睛里,可以擦脸。

3. 饮食　选择清淡易消化的软食,以免过分使用咀嚼肌牵动伤口,引起疼痛。忌烟酒、浓茶、咖啡,少食海鲜、韭菜,避免辛辣刺激性食物;术后3个月内不要进食大补食品。

4. 术后不适　手术当日,如术眼出现轻微磨、异物感等症状属于正常情况,不需要处理。如出现剧烈疼痛需及时来医院就诊。

5. 术后换药及用药　术后换药时间,地点及术后用药以专业组医生交代为准。术眼于术后换药后遵医嘱开始点消炎眼药。

参 考 文 献

1. Daily surgery handbook. 2nd edition. 2014.www.iaas-med.com/files/2013/Day_Surgery_Manual.pdf. 2016-4-2.

2. Humberto LLV. Pediatric surgery handbook. http://home.coqui.net/titolugo/handbook.pdf.

3. 中国日间手术合作联盟关于日间手术定义. http://www.chinaasa.org/Content/index/id/1714.

4. Brökelmann JD, Toftgaard C. Survey on incidence of surgical procedures and percentage of ambulatory surgery in 6 European countries. Ambulatory Surgery. 2013.19(4):115-116.

5. 国务院办公厅关于城市公立医院综合改革试点的指导意见. 国办发〔2015〕38号.http://news.xinhuanet.com/2015-05/17/c_111530929.

6. 马洪升. 日间手术. 北京:人民卫生出版社,2016.

7. ASA House of Delegates. ASA physical status classification system. 2014. https://www.asahq.org/resources/clinical-information/asa-physical-status-classification-system.

8. 简. 雅各布森, 著. 日间手术的麻醉. 田国刚, 王颖林, 译. 北京:世界图书出版公司.2013.

9. 张抒杨. 刘大为. 围手术期心血管疾病的处理. 北京:人民卫生出版社,2013.

10. Elam MB, Ginsberg HN, Lovato LC, et al. ACCORDION Study Investigators. Association of Fenofibrate Therapy With Long-term Cardiovascular Risk in Statin-Treated Patients With Type 2 Diabetes. JAMA Cardiol, 2017,2(4):370-380.

11. Papademetriou V, Lovato L, Tsioufis C, et al.ACCORD Study Group..Effects of High Density Lipoprotein Raising Therapies on Cardiovascular Outcomes in Patients with Type 2 Diabetes Mellitus, with or without Renal Impairment: The Action to Control

Cardiovascular Risk in Diabetes Study. Am J Nephrol,2016,45(2):136-145.

12. Mora PF,Johnson EL. CARDIOVASCULAR OUTCOME TRIALS OF THE INCRETIN BASED THERAPIES：WHAT DO WE KNOW SO FAR? Endocr Pract,2017 ,23(1):89-99.

13. Shah HS,Gao H,Morieri ML,Skupien J,et al. Genetic Predictors of Cardiovascular Mortality During Intensive Glycemic Control in Type 2 Diabetes：Findings From the ACCORD Clinical Trial. Diabetes Care,2016,9(11):1915-1924.

14. Park S,Kario K,Park CG,et al.Characteristics On the ManagEment of Hypertension in Asia-Morning Hypertension Discussion Group(COME Asia MHDG).Target Blood Pressure in Patients with Diabetes：Asian Perspective. Yonsei Med J,2016, 57(6):1307-1311.

15. Ferrara A,Mangione CM,Kim C,et al.Translating Research Into Action for Diabetes Study Group.Sex disparities in control and treatment of modifiable cardiovascular disease risk factors among patients with diabetes：Translating Research Into Action for Diabetes(TRIAD)Study. Diabetes Care,2008,31(1):69-74.

16. Williamson JD,Miller ME,Bryan RN,et al.ACCORD Study Group.The Action to Control Cardiovascular Risk in Diabetes Memory in Diabetes Study(ACCORD-MIND):rationale,design, and methods. Am J Cardiol,2007,99(12A):112i-122i.

17. 中国2型糖尿病防治指南(2013年版).中国糖尿病杂志, 2014,22(08):2-42.

18. American diabetic association. Standards of Medical Care in Diabetes.http:// professional.diabetis.org/content/clinical-practice-recommendations.

19. 王亚群.围手术期抗凝药物应用对椎管内麻醉的安全性评价 ［A］.中国中药杂志2015/专集:基层医疗机构从业人员科技论文写作培训会议论文集[C],2016:2.

20. 符伟国,王利新.围手术期静脉血栓栓塞疾病诊治争议与共识.中国实用外科杂志,2015, (01):66-68+71.

21. 孙亚蒙,陈莺,林岩,等.卒中和短暂性缺血发作患者的卒中预防指南:美国心脏协会/美国卒中协会指南.神经病学与神经康复学杂志,2014, (02):61-112.

22. 刘力生. 中国高血压防治指南 2010. 中华高血压杂志, 2011,
(08): 701-743.

23. 王深明, 武日东. 下肢深静脉血栓形成治疗指南与实践. 中
国实用外科杂志, 2015, (12): 1264-1266+1304.

24. 2014 版中国麻醉学指南与专家共识. 北京: 人民卫生出版社,
2014.

25. 徐亮, 魏文斌. 同仁眼科手册. 第 2 版. 北京: 科学出版社.
2011.

26. 吴新民, 罗爱伦, 田玉科, 等. 术后恶心呕吐防治专家意见
(2012). 临床麻醉学杂志, 2012, (04): 413-416.

27. 魏文斌. 同仁眼科诊疗指南. 北京: 人民卫生出版社, 2014.

28. 魏文斌, 施育英. 眼科手术操作与技巧. 北京: 人民卫生出版
社, 2016.

29. 庞秀琴, 卢海, 王海燕. 同仁眼外伤手术治疗学. 第 2 版. 北
京:. 北京科学技术出版社, 2016.

30. 卢炜. 斜视诊疗图谱. 第 2 版北京: 北京科学技术出版社,
2016.

31. 李冬梅. 眼整形美容外科图谱. 第 2 版. 北京: 人民卫生出版
社, 2016.

32. 唐炘. 青光眼诊疗图谱. 北京: 人民卫生出版社, 2014.

33. 中华医学会麻醉学分会. 成人术后疼痛处理专家共识. 临床
麻醉学杂志. 2010(3): 190-196.

34. Mary AV. perioperative management of ambulatory surgical
patients with diabetes mellitus. Curr opin anaesthesial, 2009, 22:
718-724.

35. Thelma K. SAMBA consensus statement on perioperative blood
glucose management in diabetic patients undergoing ambulatory
surgery. www.csahq.org/pdf/bulletin/v59_4_*samba_consensus*.pdf.

36. 中华医学会外科学分会. 中国普通外科围手术期血栓预防与
管理指南. 中国实用外科杂志, 2016, 5(36): 469-474.

37. Keith GA, Lain HW. Oxford handbook of anaesthesia, 2nd ed,
2006.

附　　录

附录1　眼科日间手术工作原则

为保障眼科日间手术工作,特制定本原则。

一、眼科开展日间手术工作总体指导思想

安全、开放、高效。

二、日间手术病种、患者准入标准

1. 根据疾病特点,适宜开展日间手术治疗。

2. 各专科可逐步制定日间手术适应证指导标准。

3. 患者全身情况较稳定,适宜开展日间手术治疗。其中:

1) 老年患者,应经过必要的全身检查、内科及相应专科会诊,具备安全开展日间手术的必要条件。

2) 儿童患者,应经过必要的全身检查、儿科、麻醉科及相应专科会诊,具备安全开展日间手术的必要条件。

4. 符合我院高危手术标准的病例,暂不安排日间手术,建议收入院治疗。

三、日间手术医师准入标准

1. 各级医师,开展相应日间手术,应不违反手术权限管理规定。

2. 各专科制定已经纳入专科管理人员日间手术医师准入标准。

3. 未纳入专科管理的人员,日间手术资质接受大科管理。

4. 处于暂停手术处分的人员,不得开展日间手术。

附录2　日间手术预约流程

医生开具术前全套检查化验

↓

患者完成所有检查化验,并拿到结果

全麻患者　　　局麻患者

小儿:儿科会诊及麻科会诊
成人(≥45岁):内科会诊及麻科会诊,必要时心内科、神内科等会诊

医生根据患者病情,决定是否进行相应科室会诊

↓

开具一日病房住院证一式两份。住院证注明:手术时间(便于通知患者禁食禁水时间)、眼别、术前是否散瞳、备皮、洗眼、写明手术室地点

↓

患者持两份住院证到东区六层病房预约手术

↓

不需日间病房递交手术单
手术单由手术医生组负责填写并送至相应手术室,但术前需复写一张手术单交给六层日间病房主班

或

需日间病房递交手术单
提前1天将手术安排送至东区六层日间病房主班处(提前1天10:30前),日间病房医生负责开具手术单并送至相应手术室

↓

病历由日间病房统一管理(特殊情况再行沟通);手术后,随病人送回东区六层日间病房

↓

手术后,手术医生告知患者第二日换药的时间、地点

↓

日间病历由日间医生统一书写,次日病历由病案室统一收回。(如需助手书写提前与日间主治医生沟通)

注:请预约日间手术的医生将手术知情同意书签字在开具日间病房住院证之前完成

附录

附录 3　北京同仁医院东区日间手术中心布局示意图

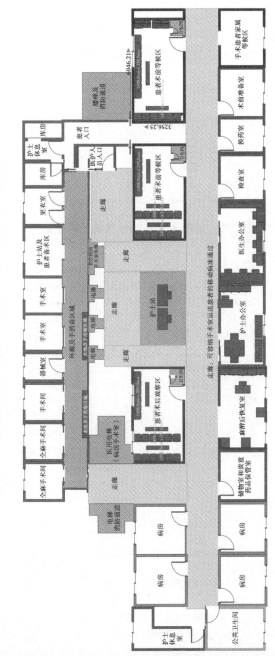

附录4 日间手术准入及预约流程总则与细则

目 录

附录 4-1 日间手术准入及预约流程总则

一、对患者全身情况的要求:

1. 日间手术中心原则上接收全身情况稳定的患者手术。

2. 术前检查与会诊:术者或术者团队在门诊接诊患者时需开具完备的检查、化验,拿到结果后根据情况决定是否请相应科室会诊。

2.1 全麻儿童:应有儿科会诊和麻醉科会诊记录,并且标注无全麻手术禁忌;

2.2 全麻成人(≥45 岁):需要有麻醉科及相关内科会诊意见,并标注无明显全麻手术禁忌;

2.3 局部麻醉患者:根据患者全身情况推荐以下患者进行内科会诊;

2.3.1 高血压、冠心病、风湿性心脏病、心肌病等心脏器质性病变及心律失常的患者需要心内科会诊,评价心脏功能;

2.3.2 糖尿病患者需要内分泌科评价血糖控制情况及相关并发症;

2.3.3 肾功能不全患者需要肾内科会诊评价肾功能及血离子有无紊乱;

2.3.4 40 岁以上的成年人请内科会诊;

2.3.5 严重感染患者,如梅毒确认实验阳性需要皮科会诊,艾滋病抗体阳性、活动性肺结核、急性肝炎患者需要相关传染病医院会诊。

3. 不接受手术预约的情况:

3.1 患者全身化验检查不完善,缺乏相应科室会诊;

3.2 全身情况需要内科调整用药后才能控制的患者,请相应科室会诊；

3.3 患者半年以内心梗、脑梗、脑出血病史,半年以内不稳定型心绞痛发作；

3.4 近期抗凝药物使用,未见心内科会诊指导调整用药的患者；

3.5 近期上呼吸道感染、发热等不能耐受全麻手术者；

3.6 孕妇孕 20 周以上或有先兆流产的(最好住院方便与产科沟通会诊),产妇不能接受后续治疗者；

3.7 严重全身感染不控制者。

二、医疗安全及病历质量的责任人：

手术专家全面负责患者的医疗安全及病历质量,由日间手术中心、眼科病房医生、病房值班医生、急诊值班医生、二线值班医生配合执行。

三、主刀及助手工作流程

术前内容：

1. 完善门诊病历,建大病历

可以配合检查的患者病历上必须有完善的视力、眼压、泪道、前节、眼底有无异常情况及手术医嘱。

2. 开术前检查单

成人:血常规、尿常规、凝血三项、免疫四项、心电图,无明确全身查查肝肾常规,有全身病查生化常规。糖尿病患者需要进行糖化血红蛋白测定。

儿童:血常规、尿常规、凝血三项、免疫四项、肝肾常规、心电图、胸片,儿科会诊、麻科会诊。

2.1 完成会诊

检查完成后,要核查患者术前检查,判断患者的全身化验结果是否需要内科会诊,按照相关科室的请内科会诊标准细则执行会诊,判断患者是否能耐受手术；只有按要求完成会诊,内科无特殊处理的患者,才能到日间病房预约手术。

2.1.1 抗凝药停药或调整

明确患者是否在使用阿司匹林、华法令、波立维、低分子肝素钠等抗凝药物,请内科会诊的医嘱上需说明患者现用抗凝药,请内科会诊,是否可暂时停药,或是否需换其他抗凝药。如需调整抗凝药物方案,请在病历上注明药物变更,需要使用其他抗凝药物的,请在门诊为患者开具药物使用医嘱。

3. 术前谈话及签字

术前要充分交代手术风险,术者在门诊完成手术同意书签字,手术风险评估、交代、签字由专业组主治负责。

3.1　高风险患者不适合日间手术,见眼科日间手术准入标准

3.2　核对眼别与部位

与患者核对:手术眼别、手术部位。

3.3　术前及术后用药

术前用消炎眼药水点眼 4 次 / 天,共三天。若急诊安排手术可与术前一天频点消炎眼药水 12 次,每次间隔 5 分钟。其他药物,如术前需要散瞳、抗炎、降眼压、术中染色剂,请参考各专业组术前用药细则,术前在门诊开好。术后常规用药也请在术前门诊开具。

4.　住院证开具及标记

开住院证(一式两份)交给患者。住院证需要注明手术方式、麻醉方式、眼别、术前准备(是否洗眼、备皮、散瞳、异山梨醇术前口服、测眼压、测血糖)、押金、是否需要日间病房送手术条、手术地点(6、16 楼只能选一个)。

5.　开手术条

由专业组医师将所有拟行手术患者病历汇总,手术条提前一天由专业组医生开具,3 张送日间手术中心,需要日间病房写病历的请将大病历提前一起送到日间手术中心。其他手术条由专业组医生送手术室及耗材库房。

5.1　术前资料核查

手术医师要确保患者下列材料齐全:

5.1.1　门诊病历本:①门诊病历记录:必须有完善的视力、眼压、泪道结果、诊断、手术方式、手术眼别、术前术后用药医嘱;②手术日期;③免疫四项阳性者要标明;④单病种、医保自费协议的患者要标明;⑤有内科会诊指征的患者要有内科会诊记录。

5.1.2　与视力相关的手术请术前完善验光检查。

5.1.3　手术签字单:术者、患者均要签字,(由于要入住院病历)签字单必须用 A4 纸张大小的同意书,术者签字处不得以盖章代替。

5.1.4　患者化验单、心电图及其他相关检查单。

6.　安排患者提前一天到达以完备病历

目前眼底、青光眼患者病历相对复杂,需要日间大夫提前看病人勾画,请安排患者至少术前提前一天到日间病房完善病历。眼肌的术前斜视测量结果及大病历需要术前一天送到日间病房,方便日间医生完善病历。

手术当天

1.　术前再次核查

根据具体病情及手术特点,如估计患者手术可能与事先预定有差别的,请术者或专科主治医师在手术前前往日间病房检查患者,再次确认有无需要更改手术方式。

2. 手术志书写

手术医生及其主治医师全面负责手术志及签字单病历质量,手术志要根据当日手术情况作适当补充、修改、更正。填写完成的手术志中术者签字,不得以盖章代替。上述所有签字必须使用蓝黑钢笔或签字笔。

3. 协调专科病房

术后眼部病情不稳定患者(眼压高药物控制不佳、术后无前房、术后眼内炎等)如需收入专业组病房行进一步治疗,由一日病房医师或当日急诊医师请专业组主治医师看病人,专业组主治医师与上级专科医师协调(需填写)应急床位,安排患者住院观察,尽快联系手术室及主任、协调药物、手术处理。

4. 合理安排手术顺序

日间病房患者和病房患者手术排序:日间全麻患者、病房全麻患者、日间非全麻手术患者、病房非全麻手术患者,如遇到日间手术患者为污染患者(梅毒、丙肝或乙肝患者),则先完成清洁手术再进行污染手术。

5. 耗材领取和计费

手术中若使用耗材应由手术医生组医生及时扫码计费,以免漏费。术中耗材由手术医生组医生负责从耗材库房等处领耗材,手术完毕后在患者返回一日病房前在6层间日手术室,或在6层日间病房(手术地点在16层手术室的患者)完成计费。

6. 告知换药时间和地点

手术结束由手术专业组医生告知患者换药时间、地点。

7. 暂停手术与抢救安排

手术前后患者出现全身病情突然恶化(突发高血压 >200/100mmHg、突发喘憋无法平卧、低血糖、意识障碍以及其他经手术医师判断威胁生命或严重影响手术的情况),则暂停手术,由手术医生及专科主治医师负责,日间病房医生协助开展抢救、联系内科急会诊、向患者家属进行病情交代工作、联系患者进一步诊治观察地点等工作。患者将不再返回一日病房。如需要办理出院由患者家属前往一日病房完成。

术后

术后第一天:

1. 换药

手术专业组或术者本人负责术后换药复查：向患者及家属交代时间、地点。

2. 安排后续治疗

复查换药医师应向患者交代以后复查的时间、地点，遇到新出现情况应如何处理。

术后第二天及以后：向患者及家属交代复查时间、地点

患者出院后短期内出现的病情变化到急诊就诊。

周一至周五非术者出诊时间，如患者病情变化经急诊处理后仍需要进一步处理，请患者于就诊次日 8:00 向主班护士／门诊组长室询问，联系负责手术医生的专科主治或手术医生进行进一步诊治。

附录 4-2　眼外伤专科细则

眼外伤专业组拟在东区日间病房开展的手术项目为：

1. 前房穿刺冲洗
2. 前房／玻璃体注药
3. 外伤性白内障摘除术
4. 白内障 +IOL 植入
5. IOL 二期植入或置换
6. 前房成形
7. 虹膜复位
8. 瞳孔成形
9. 睫状体复位
10. 睫状体破坏类抗青手术
11. 滤过手术
12. 孔源性视网膜脱离扣带术
13. 除糖尿病视网膜病变以外的玻璃体切除治疗玻璃体积血、浑浊、视网膜脱离
14. 黄斑前膜、裂孔治疗手术
15. 眼内异物取出术

外伤常用耗品种类：

硅油、重水、玻璃体切割手术套包、激光头、导光纤维、玻璃体切割头、眼内电凝头、内窥镜头、20G 椎针、环扎硅胶带、硅海绵、人工晶状体、黏弹剂、角膜保护剂、超声乳化刀、超声乳化手术套包、张力环。人工骨板、钛网、钛钉、Medpor 板、生物胶、单极电凝。义眼球、异体巩膜、羊膜、塑料眼模、泪道义管、各种缝线。

眼外伤科病种术前检查项目：

晶状体手术：A+B超(或彩超)＋曲率,激光视力,验光及矫正视力,UBM玻璃体和(或)视网膜手术：B超(或彩超),OCT,验光及矫正视力

眼眶手术：眼眶CT,VEP,验光及矫正视力

睫状体离断：UBM,验光及矫正视力

可疑异物手术：眼眶X光片,B超(或彩超),UBM

附录4-3 眼底专科细则

眼底专科特殊要求：

1. 拟行巩膜扣带术患者,术前需完善眼底彩像、OCT(黄斑部视网膜脱离高者可不查OCT)；

2. 拟行玻璃体视网膜手术患者,术前需完善A+彩超,眼底可见者还需完善眼底彩像、OCT；

3. 拟联合白内障手术或既往多次内眼手术者,术前完善角膜内皮镜；

4. 拟行后巩膜加固者,术前需有验光、A+彩超、OCT、mERG；

5. 黄斑前膜或黄斑裂孔患者,需有1个月内的验光及OCT；

6. PDR患者行玻璃体视网膜手术前除常规全身检查,还需查糖化血红蛋白,如合并肾功能不全不建议安排日间手术；

上述内容请在术者及其团队门诊完成,确认术前检查及会诊完善后,开住院证。与病房主治医师联系确认手术时间安排后,嘱患者至东区630预约。需安排患者至少术前提前一天到日间病房,以便日间病房医生完善病历书写。

术前1日,病房医师递交手术申请单及特殊耗材申请单(硅油、重水、人工晶状体、角膜保护剂、黏弹剂)。

手术当日,术者或一助及时完成手术记录并由术者签字。参加手术的医生负责术中特殊耗材的领取、术后计费(硅油、重水、角膜保护剂、人工晶状体、黏弹剂、激光)；并告知患者术后体位要求、术后用药及换药时间、地点。

附录4-4 眼肌专科细则

眼肌专科斜视术前检查：

三棱镜检查、主导眼检查、眼外肌功能检查、双眼视觉检查

斜视矫正手术术前用药：

术前双眼点消炎眼水,每日4次,共3天。

斜视矫正手术术后眼垫发放：

术后统一由 6 楼日间病房发放术眼双份眼垫交给病人换药用。

附录 4-5　眼整形专科细则

眼整形专科日间手术术前检查

血常规、尿常规、肝肾常规、免疫四项、凝血三项；40 岁以上患者需要心电图、内科会诊

术前用药

术前术眼点消炎药水，每日 4 次，共 3 天。眼整形专科医生约患者时开药。

术前准备

眼整形专科病人只需要术前洗眼，不需备皮。

术后眼垫发放

术后病人统一由眼整形专科医生包扎术眼，不需要发放眼垫。

术后换药

眼整形医生自行换药，约手术时会明确告知。

附录 4-6　青光眼专科细则

青光眼专科特殊要求

（一）全身查体要求

1. 小梁切除、虹膜周切术、白内障超声乳化摘除联合房角分离 / 小梁切除术、Express 植入术、眼内镜植入术需完善术前五项抽血化验，心电图，内科会诊

2. 睫状体光凝 / 冷冻术、前房穿刺术需完善血尿常规，心电图，内科会诊

3. 先青需有胸片，麻醉科会诊，儿科会诊及相应术前检查

4. 滤过泡针拨术，局麻下显微拆线术无需术前检查

（二）眼科检查要求（在完善上述全身检查基础上，还需完成下列眼科检查）

1. 拟行小梁切除、Express 植入术患者，术前需完善 A+ 彩超，非急诊尽量完善角膜内皮镜，视野，眼底立体相检查。

2. 拟行青光眼白内障联合手术患者，术前需完善 A+ 彩超，角膜内皮镜，视野；尽量完善 UBM，眼底立体像；必要时完善 OCT 除外黄斑病变。

3. 拟行 Schlemm 管成形 / 切开术患者，术前需完善 UBM 检查。

4. 拟行眼内镜植入术患者术前需完善验光，前节 OCT，A+

彩超,角膜内皮镜检查。

青光眼科手术准入项目包括

1. 虹膜周切术 /YAG 激光虹膜周切术
2. 小梁切除术
3. Express 植入术
4. Schlemm 管成形 / 切开术
5. 眼内镜植入术
6. 前房穿刺术
7. 白内障超声乳化摘除联合房角分离 / 小梁切除术
8. 睫状体光凝 / 冷冻术
9. 滤过泡针拨术
10. 显微拆线术
11. 先青全麻测眼压拆线(有条件)

附录 5 眼科日间手术分级管理目录

附录 5-1 眼肌专科日间手术分级管理目录

眼科:

四级 -21 眼内直肌悬吊术

三级 -71 眼肌活检

三级 -72 眼外肌后徙术 (一个眼肌)

三级 -73 眼外肌徙前术 (一个眼肌)

三级 -74 眼外肌切除术

三级 -75 眼肌缩短术 (一个眼肌)

三级 -76 眼外肌徙前术 , 两个或两个以上肌肉

三级 -77 眼外肌后徙术 , 两个或两个以上肌肉

三级 -78 眼外肌移位术

三级 -79　眼外肌粘连分离术
三级 -80　眼外肌缝合术
三级 -81　斜视手术
三级 -82　眼外肌探查术
三级 -83　眼肌切断术
三级 -84　眼外直肌上下连结术

附录 5-2　眼整形专科日间手术分级管理目录

眼科

三级 -3　眼睑重建术
三级 -4　眼睑修补术
三级 -5　眼睑悬吊术
三级 -6　眉重建术
三级 -7　泪小囊吻合术
三级 -8　内窥镜下鼻腔泪囊吻合术
三级 -9　结膜成形术
三级 -10　结膜穹窿成形术
三级 -85　眶前路切开术
三级 -87　眼球摘除,同时将植入物放入眼球囊并行肌肉
三级 -88　眼球摘除 + 义眼座植入
二级 -1　眼睑粘连分离术
二级 -2　眼睑肿瘤切除术
二级 -3　上睑提肌缩短术 (睑下垂矫正)
二级 -4　眼睑下垂矫正术
二级 -5　眼睑外翻矫正术
二级 -6　外眦缘缝合术
二级 -7　外眦缝合术
二级 -8　外眦成形术
二级 -9　内眦成形术
二级 -10　眦病损切除
二级 -11　眼睑皮肤黏膜移植术
二级 -12　泪腺病损切除术
二级 -13　泪腺加固术
二级 -14　泪囊切开术
二级 -15　鼻泪管狭窄切开术
二级 -16　泪囊成形术 (泪小管缝合术)

二级 -17　泪囊鼻腔造口术

二级 -18　结膜肿瘤切除术

二级 -19　结膜移植术

二级 -20　结膜瓣修补术

二级 -21　睑球（眼睑结膜）粘连分离术

一级 -36　眼球摘除术

一级 -37　眶内容物剜出术

一级 -38　眶内部分内容物剜出术

一级 -39　义眼座打孔术

一级 -40　去除眼内植入物

附录 5-3　角膜专科日间手术分级管理目录

眼科

四级 -1　角膜移植术

四级 -2　角膜全层移植术

四级 -3　虹膜囊肿切除术

四级 -6　异体巩膜移植术

四级 -7　自体巩膜移植术

三级 -10　结膜穿窿成形术

三级 -11　角膜切开术

三级 -12　角膜病损切除术

三级 -13　角膜肿瘤切除术

三级 -14　角膜结膜成形术

三级 -15　角膜板层移植术

三级 -16　角膜自体全层移植术

三级 -17　角膜自体板层移植术

三级 -18　羊膜移植术

三级 -19　角膜曲度矫正术

二级 -15　鼻泪管狭窄切开术

二级 -16　泪囊成形术（泪小管缝合术）

二级 -17　泪囊鼻腔造口术

二级 -18　结膜肿瘤切除术

二级 -19　结膜移植术

二级 -20　结膜瓣修补术

二级 -21　睑球（眼睑结膜）粘连分离术

一级 -4　眼睑病损切除术

一级 -5　霰粒肿切除术

一级 -6　眼睑疣切除术

一级 -7　眼睑切除术

一级 -8　眼睑内翻矫正术

一级 -9　眼睑缝合术

一级 -21　翼状胬肉切除

附录 5-4　青光眼专科日间手术分级管理目录

眼科

四级 -3　虹膜囊肿切除术

四级 -4　虹膜睫状体切除术

三级 -20　虹膜贯穿术

三级 -21　虹膜剪除术

三级 -22　虹膜括约肌切断术

三级 -23　虹膜切开术

三级 -24　虹膜脱出切除术

三级 -25　虹膜激光切除术

三级 -26　虹膜切除嵌顿术

三级 -27　虹膜全部切除术

三级 -28　虹膜切除术

三级 -29　虹膜分离切除术

三级 -30　虹膜周边切除术

三级 -31　虹膜前粘连分离术

三级 -32　虹膜粘连剥离术

三级 -33　其他虹膜成形术

三级 -34　虹膜病损切除术

三级 -35　小梁切开术 , 外入路

三级 -36　睫状体切开术

三级 -37　睫状体分离术

三级 -38　滤帘切除术 (小梁切除术), 外路

三级 -39　虹膜切除伴滤过术

三级 -40　虹膜巩膜切除术

三级 -41　睫状体冷冻术

三级 -42　前房导管术

三级 -43　青光眼引流阀植入

三级 -67　玻璃体抽吸术

三级 -68　玻璃体切割术 , 前入路

二级 -28　激光虹膜造孔术

二级 -29　眼前房抽吸 , 诊断性

二级 -30　前房角穿刺术

二级 -31　前房角切开术

二级 -32　前房角切开伴穿刺术

二级 -33　谢氏 (Sceie) 巩膜灼烙术

二级 -34　谢氏 (Sceie) 巩膜造口术

二级 -35　虹膜嵌顿术

二级 -36　滤泡修正术

二级 -37　巩膜灼烙术

一级 -26　角膜拆线

一级 -27　虹膜光学切除术

一级 -28　瞳孔成形术

一级 -29　睫状体透热术

一级 -32　巩膜漏修补术

一级 -33　巩膜修补术

附录 5-5　眼外伤专科日间手术分级管理目录

眼科

四级 -5　睫状体切除术

四级 -8　植入晶状体去除术

四级 -9　眼后节异物去除术

四级 -10　眼后节异物磁吸术

四级 -11　玻璃体豚虫取出术

四级 -12　眼后节异物去除术 , 未用磁吸

四级 -13　视网膜切除术

四级 -15　巩膜环扎术

四级 -16　巩膜环扎伴填充术

四级 -17　玻璃体切割术 , 后入路

四级 -18　玻璃体闭合切割术

四级 -19　玻璃体切割术 , 经瞳孔

四级 -20　玻璃体置换术

四级 -21　眼内直肌悬吊术

四级 -22　眶外侧壁切开术

四级 -23　开眶探查术

三级 -9　结膜成形术

三级 -44　巩膜加固术

三级 -45　角巩膜环钻术

三级 -46　巩膜成形术

三级 -47　角巩膜咬切术

三级 -48　睫状体缝合术

三级 -52　白内障后路切割吸出术

三级 -53　复发性白内障剪除术

三级 -54　晶状体囊膜剪除术，复发性白内障

三级 -55　晶状体囊切除术

三级 -56　复发性白内障切除术

三级 -57　眼内人工晶状体二期植入

三级 -58　人工晶状体复位术

三级 -59　晶状体切除术

三级 -60　视网膜撕裂冷冻术

三级 -61　视网膜注气术

三级 -62　视网透热术为视网膜再接

三级 -63　视网膜再接合冷冻术

三级 -65　巩膜电凝

三级 -66　巩膜缩短 + 填压术

三级 -69　玻璃体内注射

三级 -70　视网膜下放液术

三级 -85　眶前路切开术

三级 -86　其他眼球的诊断性操作

三级 -87　眼球摘除，同时将植入物放入眼球囊并行肌肉附着

三级 -88　眼球摘除 + 义眼座植入

二级 -10　眦病损切除

二级 -11　眼睑皮肤黏膜移植术

二级 -12　泪腺病损切除术

二级 -13　泪腺加固术

二级 -14　泪囊切开术

二级 -22　结膜撕裂修补术

二级 -23　角膜异物磁吸术

二级 -24　角膜异物切去除术

二级 -25　眼前节异物去除术

二级 -26　眼前节异物磁吸术

二级 -27　眼前节异物切除术，未用磁吸

二级 -38　巩膜外加压术

二级 -39　角膜穿刺术

二级 -40　睫状体放液术

二级 -41　前房穿刺术

二级 -42　前房抽吸术，治疗性

二级 -43　前房注气术

二级 -44　前房导管取出术

二级 -45　前房引流管植入术

二级 -46　前房成形术

二级 -47　晶状体异物去除术

二级 -48　晶状体异物磁吸术

二级 -56　视网膜脱离激光治疗

二级 -57　巩膜缩短术

一级 -1　眼睑缘切开术

一级 -2　眼睑切开术

一级 -3　眼睑探查术

一级 -10　泪小管扩张术

一级 -11　鼻泪道狭窄探通术

一级 -12　鼻泪管插管术

一级 -13　泪小管切除术

一级 -14　泪囊囊肿切除术

一级 -15　泪囊病损切除术

一级 -16　泪囊切除术

一级 -17　结膜异物切开去除术

一级 -18　球结膜环状切开术

一级 -19　结膜病损切除术

一级 -20　结膜缝合术

一级 -22　角巩膜缝合术

一级 -23　角膜缝合术

一级 -24　白内障手术伤口修补术

一级 -25　角膜修补术

一级 -31　巩膜缝合术

一级 -36　眼球摘除术

一级 -37　眶内容物剜出术

一级 -38　眶内部分内容物剜出术

一级 -39　义眼座打孔术

一级 -40　去除眼内植入物

一级 -41　眼球破裂修补术

一级 -42　眼眶病损切除术

附录 5-6　眼底专科日间手术分级管理目录

眼科

四级 -11　玻璃体豚虫取出术

四级 -13　视网膜切除术

四级 -14　脉络膜血管瘤冷冻术

四级 -15　巩膜环扎术

四级 -16　巩膜环扎伴填充术

四级 -17　玻璃体切割术, 后入路

四级 -18　玻璃体闭合切割术

四级 -19　玻璃体切割术, 经瞳孔

四级 -20　玻璃体置换术

三级 -60　视网膜撕裂冷冻术

三级 -61　视网膜注气术

三级 -62　视网透热术为视网膜再接

三级 -63　视网膜再接合冷冻术

三级 -65　巩膜电凝

三级 -66　巩膜缩短 + 填压术

三级 -69　玻璃体内注射

三级 -70　视网膜下放液术

二级 -38　巩膜外加压术

二级 -39　角膜穿刺术

二级 -40　睫状体放液术

二级 -41　前房穿刺术

二级 -56　视网膜脱离激光治疗

二级 -57　巩膜缩短术

附录 5-7　眼肿瘤专科日间手术分级管理目录

眼科

四级 -22　眶外侧壁切开术

四级 -23　开眶探查术

四级 -24　眶内肿物切除术

四级 -25　眶内肿瘤切除术

三级 -1　视神经减压术(神经外科)

三级 -2　眼睑成形术

三级 -3　眼睑重建术

三级 -88　眼球摘除 + 义眼座植入

三级 -89　眶内血管瘤切除术

三级 -90　眶内囊肿切除

三级 -91　眼内异物去除术

一级 -36　眼球摘除术

一级 -37　眶内容物剜出术

一级 -38　眶内部分内容物剜出术

一级 -39　义眼座打孔术

一级 -40　去除眼内植入物

一级 -42　眼眶病损切除术

附录 5-8　白内障专科日间手术分级管理目录

眼科

三级 -49　白内障吸取术

三级 -50　晶状体囊切开伴晶状体切除术

三级 -51　晶状体线状切除术

三级 -52　白内障后路切割吸出术

三级 -53　复发性白内障剪除术

三级 -54　晶状体囊膜剪除术 , 复发性白内障

三级 -55　晶状体囊切除术

三级 -56　复发性白内障切除术

三级 -57　眼内人工晶状体二期植入

三级 -58　人工晶状体复位术

三级 -59　晶状体切除术

二级 -49　晶状体囊内摘除术

二级 -50　白内障摘除术

二级 -51　晶状体囊膜剪除术伴晶状体摘除术

二级 -52　白内障囊外摘除术

二级 -53　晶状体囊膜剪除术 , 原发性白内障

二级 -54　晶状体囊切开术

二级 -55　人工晶状体植入术

一级 -34　白内障囊内摘除术

一级 -35　白内障冷凝囊内摘除术

附录6　手术安全核查表

北京同仁医院手术安全核查表

姓名_____　　性别___　年龄____　　科别_____

麻醉方式_____　　手术名称_____　　病案号_____

术者_____　手术日期_____

麻醉实施前	手术开始前	患者离开手术间前
患者姓名、年龄、性别正确 是□否□	患者姓名、年龄、性别正确 是□否□	患者姓名、年龄、性别正确 是□否□
手术方式确认 是□否□	手术方式确认 是□否□	实际手术方式确认 是□否□
手术部位与标识正确 是□否□	手术部位与标识正确 是□否□	手术用药、输血核查 是□否□
手术知情同意 是□否□	手术、麻醉风险预警	手术用品清点正确 是□否□
麻醉知情同意 是□否□	手术医生陈述：	
麻醉方式确认 是□否□	预计手术时间□ 预计失血量　□ 手术关注点　□ 其他□	皮肤是否完整 是□否□
麻醉设备安全检查完成 是□否□		各种管路： 中心静脉管路 是□否□
皮肤是否完整 是□否□		动脉通路　是□否□ 气管插管　是□否□ 伤口引流　是□否□
术野皮肤准备正确 是□否□	麻醉医师陈述： 麻醉关注点□ 其他□	胃管　　　是□否□ 尿管　　　是□否□
静脉通道建立完成 是□否□		其他：

患者是否有过敏史 是□___否□	手术护士陈述： 物品灭菌合格□ 仪器设备完好□ 术前30min-2h内 给予预防性抗生素 是□否□ 其他:□ 是否需要相关影像 资料 是□否□	患者去向： 恢复室　　□ 病房　　　□ ICU病房　□ 急诊　　　□ 离院　　　□
抗菌药物皮试结果 有□无□		
术前备血 有□无□		
血型正确 有□无□		
假体　有□无□		其他:
体内植入物 有□无□		
影像学资料核实 是□否□		
其他:	其他:	
手术医生签名	手术医生签名	手术医生签名
麻醉医生签名	麻醉医生签名	麻醉医生签名
手术室护士签名	手术室护士签名	手术室护士签名
年 月 日 时 分	年 月 日 时 分	年 月 日 时 分

附录 7　麻醉科会诊记录

姓名性别年龄	科别病室病案号
术前诊断	拟施手术
术前情况:血压 mmHg 心率次 /min 呼吸次 /min 体温℃ 体重 KG	
既往病史:既往体健　是 / 否(高血压、冠心病、肺部疾病、脑部疾病、糖尿病、甲亢、其他)	
麻醉及手术史:	药敏史:

<table>
<tr><td rowspan="3">查体</td><td colspan="2">一般情况:好 / 可 / 差　神志:清楚 / 淡漠 / 谵妄 / 昏迷　困难</td></tr>
<tr><td colspan="2">气道:无 / 有</td></tr>
<tr><td colspan="2">牙齿:坚固 / 松动 / 缺失　　心肺腹:无异常 / 有异常:</td></tr>
<tr><td rowspan="5">术前检查</td><td>血常规:正常 / 异常</td><td>尿常规:正常 / 异常</td></tr>
<tr><td>生化常规:正常 / 异常</td><td>HbsAg:阴性 / 阳性</td></tr>
<tr><td>胸 X 光:正常 / 异常</td><td>心电图:正常 / 异常</td></tr>
<tr><td>凝血功能:正常 / 异常</td><td>其他:</td></tr>
</table>

术前麻醉评估:ASA 级	
麻醉方式选择:全身麻醉　椎管内麻醉　神经阻滞　MAC 术	
其他措施:深静脉穿刺　控制性低血压　动脉穿刺　自体血液回输　术后镇痛	
麻醉计划:	
麻醉医师:时间:　　年　　月　　日	

附录 8　危急值项目和范围

1. 检验科

组别	项目	低值	高值
生免室	血钾	<2.8mmol/L	>6.0mmol/L
	血钠	<120mmol/L	>155mmol/L
	血糖	<3.00mmol/L	>20mmol/L

组别	项目	低值	高值
生免室	血 Cr	>707μmol/L（首次或较前次变化1倍）	
	CK-MB 质量		>5ng/ml
	cTNI（首次）		>0.1ng/ml
	TNT（首次）		>0.1ng/ml
	血淀粉酶	>300U/L	
	尿淀粉酶	>2000U/L	
	HIV 抗体	初筛可疑	
	甲肝抗体	阳性（手术科室）	
	地高辛浓度	>2.0ng/ml	
	万古霉素浓度	峰浓度 >60μg/ml；谷浓度 >30μg/ml	
临检室	WBC（首次）	<2.0×10⁹/L	>30×10⁹/L
	PLT（首次）	<20×10⁹/L	>600×10⁹/L
	Hb（首次）（或短期内下降 3g/L）	<60g/L	
	INR		>2.5（如化验单标注特殊用药，如华法令，则 >3.5 报告）
	APTT		>50 秒
	FIB	<1.0g/L	
	D-D		>10mg/L
微生物室	血培养阳性（有细菌生长）		
	脑脊液、胸腹水等无菌体液病原菌涂片或培养结果阳性		
	法定传染性疾病如结核杆菌、布氏杆菌、志贺菌、沙门菌感染		
	PCT≥10ng/ml（首次）		

2. 心电检查

(1) 心脏停搏

(2) 急性心肌缺血

(3) 急性心肌损伤

(4) 急性心肌梗死

(5) 致命性心律失常

① 心室扑动、颤动

② 室性心动过速

③ 多源性、RonT 型室性早搏

④ 频发室性早搏并 Q-T 间期延长

⑤ 预激综合征伴快速心室率心房颤动

⑥ 心室率大于 180 次 / 分的心动过速

⑦ 二度Ⅱ型及二度Ⅱ型以上的房室传导阻滞

⑧ 心室率小于 40 次 / 分的心动过缓

⑨ 大于 2 秒的心室停搏

(6) 动态出现 SⅠQⅢ TⅢ征及 V1-2T 波倒置、肺性 P 波

3. 放射影像检查

(1) 中枢神经系统:

① 脑出血、严重挫裂伤、蛛网膜下腔出血的急性期

② 硬膜下 / 外血肿急性期

③ 急性脑疝、急性脑积水

④ 急性大面积脑梗死(范围达到一个脑叶或全脑干范围或以上)

⑤ 脑出血或脑梗死复查 CT 或 MRI,出血或梗死程度加重,与近期片对比超过 15% 以上

(2) 脊柱、脊髓疾病:

新发的脊柱骨折合并硬膜囊明显压迫

(3) 呼吸系统:

① 新发的气管、支气管异物

② 新发的液气胸,尤其是张力性气胸

③ 新发的肺栓塞、肺梗死

(4) 循环系统:

① 心包填塞、纵隔摆动

② 急性主动脉夹层动脉瘤

(5) 消化系统:

① 新发的食道异物

② 急性消化道穿孔、急性肠梗阻

③ 急性胆道梗阻

④ 急性出血坏死性胰腺炎

⑤ 肝脾胰肾等腹腔脏器出血

4. 超声检查

① 急诊外伤如腹腔积液、积血,疑似肝、脾、肾等内脏器官破裂者或大血管破裂的危重病人;

② 急性胆囊炎,可能有急性穿孔;

③ 疑似急性坏死性胰腺炎;

④ 疑似腹主动脉夹层;

⑤ 疑有宫外孕伴有破裂征象者;

⑥ 疑似卵巢占位蒂扭转;

⑦ 晚期妊娠羊水过少,合并胎儿心率过快或过缓;

5. 超声心动图

① 大量心包积液合并心包填塞

② 大面积心肌梗死

③ 急性肺动脉栓塞

④ 急性主动脉夹层动脉瘤

6. 消化内镜检查

临床未诊断,内镜检查中突发急性活动性大出血者。

7. 病理科危急值项目

① 淋巴母细胞淋巴瘤 / 白血病

② 伯基特淋巴瘤

③ 侵袭性真菌性病

8. 其他:

医技科室认为需紧急报告的一切事项。

9. 附危急值登记表(临床科室用)见表 1

10. 本制度自发布即日起施行。同时废止《2012 年版危急值管理制度》

附：危急值登记表（临床科室用）

日期	患者姓名	床号	住院号	检查项目及结果	报告者姓名/联系电话	接获报告时间（具体到时、分）	接获者签名	接到通知时间（具体到时、分）	管床医生（或值班医生）签名	复查	处理情况		
											完善其他检查	调整治疗	继续观察
										其他：			
										其他：			
										其他：			
										其他：			
										其他：			
										其他：			
										其他：			

附录 9　血栓风险因素评估表（Caprini 模型）

科别:　床号:　姓名:　性别:　年龄:　住院号:

A1 每个危险因素 1 分	B 每个危险因素 2 分

A1 每个危险因素 1 分

☐年龄 40~59 岁
☐计划小手术
☐近期大手术
☐肥胖（BMI>30kg/m²）
☐卧床的内科患者
☐炎症性肠病史
☐下肢水肿
☐静脉曲张
☐严重的肺部疾病,含肺炎(1个月内)
☐肺功能异常(慢性阻塞性肺病症)
☐急性心肌梗死（1 个月内）
☐充血性心力衰竭（1 个月内）
☐败血症（1 个月内）
☐输血（1 个月内）
☐下肢石膏或肢具固定
☐中心静脉置管
☐其他高危因素

B 每个危险因素 2 分

☐年龄 60~74 岁
☐大手术（<60min）*
☐腹腔镜手术（>60min）*
☐关节镜手术（>60min）*
☐既往恶性肿瘤
☐肥胖（BMI>40kg/m²）

C 每个危险因素 3 分

☐年龄≥75 岁
☐大手术持续 2~3h*
☐肥胖（BMI>50kg/m²）
☐浅静脉、深静脉血栓或肺栓塞病史
☐血栓家族史
☐现患恶性肿瘤或化疗
☐肝素引起的血小板减少
☐未列出的先天或后天血栓形成
☐抗心磷脂抗体阳性
☐凝血酶原 20210A 阳性
☐因子 Vleiden 阳性
☐狼疮抗凝物阳性
☐血清同型半胱氨酸酶升高

A2 仅针对女性（每项 1 分）

☐口服避孕药或激素替代治疗
☐妊娠期或产后（1 个月）
☐原因不明的死胎史,复发性自然流产（≥3 次）由于毒血症或发育受限原因早产

D 每个危险因素 5 分

☐脑卒中（1 个月内）
☐急性脊髓损伤（瘫痪）（1 个月内）
☐选择性下肢关节置换术
☐髋关节、骨盆或下肢骨折
☐多发性创伤（1 个月内）
☐大手术（超过 3h）*

危险因素总分:

注:①每个危险因素的权重取决于引起血栓事件的可能性。如癌症的评分是 3 分,卧床的评分是 1 分,前者比后者更易引起血栓。②* 只能选择 1 个手术因素。

预防方案（Caprini 评分）			
危险因素总分	风险等级	DVT 发生风险	预防措施
0~1 分	低危	<10%	尽早活动,物理预防(　)
2 分	中危	10%~20%	抗凝同意书,药物预防或物理预防(　)
3~4 分	高危	20%~40%	抗凝同意书,药物预防和物理预防(　)
≥5 分	极高危	40%~80%,死亡率 1%~5%	抗凝同意书,药物预防和物理预防(　)

附录 10　首都医科大学附属北京同仁医院 24 小时出入院记录

附录 10-1　眼睑手术

姓名　　　　　　**科室**　　　　　　**住院号**

姓名：　　　　　　年龄：

职业：　　　　　　入院时间：

性别：　　　　　　出院时间：

主诉：＿＿＿年前发现双眼(＿眼较＿眼重)上睑抬起困难。

入院情况：患者＿＿＿年前无明显诱因＿眼(＿眼较＿眼重)眼睑抬起困难症状,于 { 时间 } 在我院行手术治疗,治疗情况,后来病情病情进展情况。年前来我院门诊,经过检查诊为左眼诊断名称,拟行＿＿＿治疗入院。

自发病以来,精神状态一般,食欲一般,睡眠良好,大便正常,小便正常,体力情况良好,体重无明显变化。

既往史:否认眼病史,否认高血压、心脏病史,否认肝炎、结核、疟疾病史,否认糖尿病、脑血管疾病、精神疾病史,否认手术、外伤、输血史,否认食物、药物过敏史,预防接种史不详。

个人史:生于出生地,久居本地,无疫区、疫情、疫水接触史,无牧区、矿山、高氟区、低碘区居住史无化学性物质、放射性物质、有毒物质接触史,无吸毒史,无吸烟、饮酒史。

家族史:否认家族性遗传病史。

体格检查

体温 ℃,脉搏 P:次 / 分,呼吸 R:次 / 分,血压 / mmHg

一般情况:主动体位,神志清楚,自然面容,发育正常,营养良好,体型正力型

皮肤黏膜:颜色正常,皮疹无,出血点及瘀斑无,肝掌无,蜘蛛痣无,其他无

全身浅表淋巴结:枕部、耳前、耳后、颈前、颈后、颌下、颏下、锁骨上、腋窝、滑车、腘窝、腹股沟未及肿大

头颅:无畸形、压痛、包块

眼:详见专科检查。

耳:耳廓无畸形,外耳道无异常分泌物,听力正常,乳突无压痛

鼻:鼻中隔正中,鼻腔无分泌物

口腔:口唇红润,口腔黏膜正常,伸舌居中,咽不红,扁桃体无肿大

颈部:颈静脉正常,颈动脉搏动正常,肝颈静脉回流征阴性,气管正中,甲状腺无肿大,无压痛、震颤、血管杂音,颈抵抗阴性

胸廓:正常

肺:呼吸运动正常,语颤正常,对称,叩诊清音,肺肝界位于右锁骨中线第 Ⅴ 肋间,双肺清晰,未闻及胸膜摩擦音

心:心前区无隆起,心尖搏动正常,未及震颤,心界不大,心率__次/分,心律齐,各瓣膜区未闻及杂音未闻及心包摩擦音,周围血管征阴性

腹部:外形平坦,腹式呼吸存在,腹壁静脉无曲张,未见胃肠型及蠕动波,腹软,无压痛,反跳痛,无包块,肝脏未触及,Murphy 氏征阴性,脾脏未触及,双肾未触及,血管杂音未闻及,肠鸣音 3 次 / 分

外生殖器及肛门:未查

脊柱四肢:脊柱正常生理弯曲,无压痛,四肢关节无畸形,双下肢无水肿

神经系统:双侧肱二、肱三头肌腱反射正常,双侧膝、跟腱反射正常,双侧 Babinski 征阴性,双侧 Brudzinski 征阴性

专科检查

	右眼	左眼
矫正视力		
眼压		
眉毛		
眼睑	上下眼睑松弛:无 上睑下垂:无 眼睑闭合不全:无	上下眼睑松弛:无 上睑下垂:无 眼睑闭合不全:无

	右眼	左眼
眼睑	上下倒睫:无	上下倒睫:无
	上下眼睑外翻:无	上下眼睑外翻:无
	上下眼睑退缩:无	上下眼睑退缩:无
	上下眼睑缺损:无	上下眼睑缺损:无
	内眦畸形:无	内眦畸形:无
	外眦畸形:无	外眦畸形:无
泪器:	正常:冲洗通畅	正常:冲洗通畅
	瘘管:无	瘘管:无
结膜:	充血	充血
	睑球粘连:无	睑球粘连:无
	睑球囊狭窄:无	睑球囊狭窄:无
	其他:	其他:
巩膜:	瓷白色	瓷白色
角膜:	透明	透明
	Kp:无 棕色 尘状	Kp:无 棕色 尘状
前房:	中央前房:深	中央前房:深
	房水闪光:无	房水闪光:无
	其他:	其他:
虹膜:	纹理清,无萎缩、新生血管、缺损、粘连、结节	纹理清,无萎缩、新生血管、缺损、粘连、结节
瞳孔:	圆,直径 mm,	圆,直径 mm,
	对光反射:直接:阳性 间接:阳性	对光反射:直接:阳性 间接:阳性
晶状体:	移位:无	移位:无
玻璃体:		
眼底:		
眼球:	大小:正常	大小:正常
	转动正常:是	转动正常:是
	转动受限:方向:	转动受限:方向:
	程度:	程度:
眼位:	正位	正位
	其他:	其他:
眼眶:		

辅助检查：

血常规、尿常规、肝肾常规、凝血常规大致正常，免疫四项阴性。

入院诊断：[初步诊断]

诊疗经过：

入院后看病人，完善术前各种检查及准备，术前已签字，无全身手术禁忌，决定安排手术治疗。术前看病人，无明显手术禁忌证，术前准备充分，今日可以手术，术前予患者入院后全身情况好，术前检查充分，可以耐受手术。术前予拟行_____；

手术指征：无影响功能、影响外观、眼睑下垂、影响视力发育

拟行麻醉方式：局麻，于今日局麻下行_____，术后予多选药物治疗。

出院情况：

患者一般情况可，无恶心、呕吐、腹痛、腹泻、发热、乏力。请示上级医师后予以出院。

查体：纱布加压包扎，少量渗血，无其他异常。

出院诊断：

出院医嘱：

1. 注意病情变化，防止感染。

2. 遵医嘱用药。

3. 明日门诊换药，不适随诊。

医生签名：

日期：

附录10-2　眼睑肿物

姓名　　　　　　**科室**　　　　　　**住院号**

姓名：　　　　　年龄：

职业：　　　　　入院时间：

性别：　　　　　出院时间：

主诉：发现____眼肿物____月。

入院情况：

现病史：患者____月前无明显诱因出现____眼肿物生长，近来时间肿物无明显增大，无侵及泪小点，界清质韧，无疼痛，无表面破溃，期间未予治疗。于我院门诊诊为"__眼肿物"，拟行"术眼肿物切除＋眼睑重建术"收入院。

全身情况：精神：正常，饮食：正常，睡眠：正常，二便：正常

既往史：无高血压；无冠心病；无过敏药物；

无糖尿病;无其他疾病。

家族史:否认家族性遗传病史。

个人史:生于本地,久居本地,无疫区、疫情、疫水接触史,无牧区、矿山、高氟区、低碘区居住史无化学性物质、放射性物质、有毒物质接触史,无吸毒史,无吸烟、饮酒史。

药敏史:无食物药物过敏史。

体格检查

体温 ℃,脉搏 P: 次 / 分,呼吸 R: 次 / 分,血压 / mmHg

一般情况可,神志清楚;皮肤、黏膜无黄染;浅表淋巴结无肿大;头部及器官除眼外无异常;气管居中,颈部无抵抗;肺部呼吸音清;心率 次 / 分,心律齐,病理性杂音未闻及;腹部平软,肝脏未及,脾脏未及,肾脏未及;脊柱四肢活动正常;腱反射正常存在,巴氏征阴性,布氏征阴性;其他:____。

眼科查体:

	右眼	左眼
矫正视力:		
眼压:		
眉毛:	有 / 无 畸形	有 / 无 畸形
眼睑:	有 / 无 畸形	有 / 无 畸形
泪器:	通,挤压未见异常分泌物	通,挤压未见异常分泌物
眼窝:	有 / 无 凹陷	有 / 无 凹陷
眼眶:	有 / 无 畸形	有 / 无 畸形
裂隙灯检查	角膜清,前房中深,晶状体____	角膜清,前房中深,晶状体____
眼底检查	大致正常	大致正常

辅助检查:

血常规、尿常规、肝肾常规、凝血常规大致正常,免疫四项阴性。

入院诊断:

诊疗经过:

入院后看病人,完善术前各种检查及准备,术前已签字,无全身手术禁忌,决定安排手术治疗。术前看病人,无明显手术禁忌证,术前准备充分,今日可以手术,术前予_____

手术指征:有 / 无眼睑肿物、影响功能、影响外观、需要病理检查

拟行麻醉方式:局麻

术中注意事项:严格遵守玻璃体腔注射的手术规程,减少并发症发生。多选药物治疗,于今日局麻下行_____,术后予多选药物治疗。

出院情况:

患者一般情况可,无恶心、呕吐、腹痛、腹泻、发热、乏力。请示上级医师后予以出院。

查体:纱布加压包扎,少量渗血,无其他异常。

出院诊断:

出院医嘱:

1. 注意病情变化,防止感染。

2. 遵医嘱用药。

3. 明日门诊换药,不适随诊。

医师签名:

记录时间:入院日期

附录 10-3 眼肌斜视

姓名:_____   住院号:_____

姓名: 职业:
性别: 入院时间:____年__月__日__时__分 年龄: 出院时间:____年__月__日__时__分
主诉:____岁(出生后____月)发现____眼向_____方向偏斜。
现病史: 患者____岁(出生后____月)发现____眼向____偏斜。复视: 无 / 有;头偏斜无 / 有_____;斜视变化:无 / 有(加重 / 减轻)、 (间歇 / 恒定);弱视治疗:有 / 无;戴镜:有 / 无;曾行斜视手术: 无 / 有_____。为求进一步手术治疗收入院, 患者自发病以来,一般情况可。
既往史及全身情况: □屈光不正史;□高血压;□冠心病;糖尿病(无 /1 型 /2 型); □传染病史;□眼部疾病及手术史(_____); □药物过敏史(_____)。其他_____ _____。

眼部查体:

1. 视力

	右眼	左眼
裸眼	远:	远:
屈光状态及矫正视力	DS　DC X　=	DS　DC X　=

2. 眼位

			右眼注视	左眼注视
映光法	裸眼	看近		
		看远		
	戴镜	看近		
		看远		
三棱镜法	裸眼	看近		
		看远		
	戴镜	看近		
		看远		

3. 同视机

	三级功能	客观斜视角
Ⅰ		
Ⅱ		
Ⅲ		

4. 主眼:右 / 左;颜氏立体视:____;眼球运动受限:否 /
是_____

5. 其他检查:_____

6. 双眼前节及眼底异常:无 / 有_____

入院情况

入院情况	全身查体:体温____℃,脉搏____次/分,呼吸____次/分,血压___/___mmHg。 一般情况□可,神志□清,合作□可,体位□自主;皮肤、黏膜□无黄染;浅表淋巴结□未扪及肿大;头颈及除眼外五官□无异常;气管□居中;肺部呼吸音清;心率____次/分,心律□齐,病理性杂音□未闻及;腹部□平软,肝脾□肋下未及,肾脏□肋下未及,无叩痛;脊柱四肢□正常;腱反射□正常存在,巴氏征□阴性,布氏征□阴性。其他描述_____
	辅助检查: 血、尿常规、肝肾常规、免疫四项、凝血三项、心电图大致正常_____ 其他_____

入院诊断:	

诊疗经过: 完善术前准备,除外手术禁忌。于____年____月____日____时____分局麻(□心电监护、□安定镇痛)□全麻行____眼斜视矫正术(见手术志),手术顺利。术后给予抗炎、营养角膜等对症治疗(具体见出院医嘱)。患者手术后情况平稳,术眼眼垫遮盖出院。	

出院情况	症状: 无明显不适主诉。否认术眼胀痛、头痛、恶心等。
	眼部查体: 术眼眼垫遮盖,表面干燥,无渗血渗液。其他_____
	全身查体及辅助检查: 一般情况可,神志清。辅助检查:□入院未行,其他____

出院诊断:	

续表

出院医嘱：

门诊复诊：术后 1/2 天,3/4/5/6/7 天,1/3 月,共两 / 三次复诊,
不适及时随诊。

出院带药：滴术眼,均一天三次

□妥布霉素滴眼液 /□夫西地酸滴眼液 /□加替沙星滴眼液 ___支

□氟米龙滴眼液 　/ □露达舒滴眼液 　　　　　　　　___支

□贝复舒滴眼液 / □小牛血去蛋白提取物眼用凝胶 　　___支

其他_____

按时换药复诊,2 周内避免过度用眼。

住院医师签名：_____

主治医师签名：_____

记录时间：___年___月___日

附录 10-4　白内障

住院号：_____

姓名：	职业：
性别：	入院时间：___年__月__日__时__分
年龄：	出院时间：___年__月__日__时__分

主诉：___眼逐渐视物不清____。

现病史：

患者___前起(无 / 有_____)诱因下感___眼逐渐视物不
清,无 / 有 眼红、眼痛、眼胀、视物变形、视物遮挡症状,其他不
适：_____,于我院诊为白内障。为求进一步手术
治疗收入院。患者自发病以来,一般情况可。

既往史及全身情况：

□屈光不正史;□眼部疾病及手术史 (_____);

□高血压;□冠心病;糖尿病(无 /1 型 /2 型);

□传染病史,□药物过敏史 (_____)。

其他_____。

入院情况	眼部查体: 视功能:1. 视力　右远＿＿矫正＿＿;左远＿＿矫正＿＿; 　　　　　　　近 Jr＿＿＿　　　　　　近 Jr＿＿＿ 　　　　 2. 光感光定位:□未查 　　　　　　　右光感＿米,光定位＿;左光感＿米,光定位＿, 　　　　　　　红( )绿( )　　　　　红( )绿( ) 眼压:右＿＿＿mmHg,左＿＿＿mmHg。泪道:右□通畅, 左□通畅,＿＿＿ 右:角膜透明/混浊,前房中深/浅,虹膜纹理清,瞳孔圆, 直径＿＿＿mm,对光反射可,晶状体混浊(皮质＿核＿后 囊＿),眼底 □模糊,其他＿＿＿＿＿＿＿＿＿＿＿＿＿＿＿ 左:角膜透明/混浊,前房中深/浅,虹膜纹理清,瞳孔圆, 直径＿＿＿mm,对光反射可,晶状体混浊(皮质＿核＿后 囊＿),眼底 □模糊,其他＿＿＿＿＿＿＿＿＿＿＿＿＿＿＿
	全身查体:体温＿℃,脉搏＿次 / 分,呼吸＿次 / 分,血 压＿/＿mmHg。 一般情况□可,神志□清,合作□可,体位□自主;皮 肤、黏膜□无黄染;浅表淋巴结□未扪及肿大;头颈及 除眼外五官□无异常;气管□居中;肺部呼吸音清;心 率＿次 / 分,心律□齐,病理性杂音□未闻及;腹部□ 平软,肝脾□肋下未及,肾脏□肋下未及,无叩痛;脊柱 四肢□正常;腱反射□正常存在,巴氏征□阴性,布氏 征□阴性。 其他描述＿＿＿＿＿＿＿＿＿＿＿＿＿＿＿＿＿＿＿＿＿
	辅助检查: 双眼 B 超:双眼球内未见＿可见＿异常回声,其他＿＿＿ 血、尿常规、肝肾常规、免疫四项、凝血三项、心电图大致 正常＿＿＿＿＿＿＿＿＿＿＿＿＿＿＿＿＿＿＿＿＿＿＿＿ 其他＿＿＿＿＿＿＿＿＿＿＿＿＿＿＿＿＿＿＿＿＿＿＿
入院诊断:	

诊疗经过：

完善术前准备，除外手术禁忌。于＿＿年＿月＿日＿＿时＿分局麻(□心电监护、□安定镇痛)□全麻行＿＿＿眼白内障超声乳化联合人工晶状体植入术，手术顺利。术后给予抗炎、营养角膜等对症治疗(具体见出院医嘱)。患者手术后情况平稳，术眼眼垫遮盖出院。

人工晶状体类型(贴晶状体明细单)：

出院情况	症状： 无明显不适主诉。否认术眼胀痛、头痛等。 眼部查体： 术眼眼垫遮盖，表面干燥，无渗血渗液。其他＿＿＿＿＿＿＿ 全身查体及辅助检查： 一般情况可，神志清。辅助检查：□入院未行，其他＿＿＿

出院诊断：

出院医嘱：

门诊复诊：术后1天，1周，1月，3月共四次复诊，不适及时随诊。

出院带药：滴术眼

　　　　　□典必殊滴眼液 ×1支 / 滴眼 一天四次

　　　　　□普拉洛芬滴眼液 ×1支 / 滴眼 一天四次

　　　　　□贝复舒滴眼液 ×1支 / 滴眼 一天四次(冷藏保存)

　　　　　□贝复舒眼用凝胶 ×1支 / 滴眼 一天三次(冷藏保存)

　　　　　□速高捷眼用凝胶 ×1支 / 滴眼 一天三次(冷藏保存)

其他＿＿＿＿＿＿＿＿＿＿＿＿＿＿＿＿＿＿＿＿＿＿＿＿＿＿＿

避免剧烈运动，注意视力、眼压等情况。

住院医师签名：＿＿＿＿＿＿＿

主治医师签名：＿＿＿＿＿＿＿

记录时间：＿＿＿年＿＿＿月＿＿＿日

附录 10-5 青光眼

门诊号：_____

姓名：_____   住院号：_____

姓名：   职业：

性别：   入院时间：   年   月   日   时   分

年龄：   出院时间：   年   月   日   时   分

主诉：_____

入院情况：

病史：

患者( )(年 / 月 / 天)前(右 / 左)眼出现(症状),(伴 / 不伴)眼红、眼胀、眼疼、恶心、呕吐,于(时间)在我院就诊。诊为(右 / 左)眼(诊断名称),最高眼压( ),行(手术 / 输液)治疗,眼压(控制、不控制)。为进一步治疗,收入院。

自发病以来,精神状态一般,食欲一般,睡眠良好,大小便正常,体力情况良好,体重无明显变化。

既往：

否认高血压、糖尿病、心、脑血管疾病史,否认精神疾病史,否认药物过敏史

查体：体温   ℃,脉搏   次 / 分,呼吸   次 / 分,血压   mmHg

全身查体：

一般情况可,神志清楚;皮肤、黏膜无黄染;浅表淋巴结无肿大;头部及器官除眼外无异常;气管居中,颈部无抵抗,肺部呼吸音清;心率____次 / 分,心律齐,病理性杂音未闻及;腹部平软,肝脏未及、脾脏未及,肾脏未及;脊柱四肢活动正常;腱反射正常存在,巴氏征阴性,布氏征阴性;其他:____。

专科查体：

右眼   左眼

视力: 矫正   视力: 矫正

结膜:无充血,滤过泡   ,其他: 结膜:无充血,滤过泡   ,其他:

角膜:透明;KP-   角膜:透明;KP-

前房: Tyn-   前房: Tyn-

虹膜:正常;   虹膜:正常;

瞳孔:圆直径   ;对光反射存在   瞳孔:圆直径   ;对光反射存在

晶状体: 晶状体:

视盘: C/D: 视盘: C/D:

辅助检查：

血、尿常规、肝肾常规、免疫四项、凝血三项、心电图大致正常。

入院诊断：

诊疗经过：

完善术前准备，除外手术禁忌。患者于＿＿年＿＿月＿＿日＿＿时＿＿分(局麻／表麻)行( )眼( )手术，手术情况顺利。术后给予抗炎等对症治疗(具体见出院医嘱)。患者手术后情况平稳，术眼眼垫遮盖出院。

人工晶状体类型(贴晶状体明细单)：

出院情况：

症状：无明显不适主诉。否认术眼胀痛、头痛等。

眼部检查：术眼眼垫遮盖，表面干燥，无渗血渗液。

全身查体及辅助检查：

一般情况可，神志清。

辅助检查：

入院未行。

出院诊断：

出院医嘱：

门诊复诊：术后 1 天、1 周、1 月、3 月共四次复诊，不适及时随诊；

出院带药：遵门诊复诊医嘱用药，滴术眼；

其他：避免剧烈运动，注意视力、眼压等情况。

附录 10-6　玻璃体腔注射

姓名	科室	住院号

姓名：　　　　　　　　年龄：

职业：　　　　　　　　入院时间：

性别：　　　　　　　　出院时间：

主诉：＿＿眼逐渐视物不清＿＿＿＿＿。

入院情况：

病史：患者从＿前无诱因下感左眼逐渐视物不清，无眼红、无眼痛、无眼胀、无视物变形、无视物遮挡症状，于我院诊断为＿＿＿＿。为求右眼进一步手术治疗收入院。患者自发病以来，一般情况可。

既往：本次为术眼第　次注药；对侧眼注药　次。高血压／糖尿病／冠心病／脑血管疾病／其他

查体：

全身查体:体温__℃,脉搏 P:__次 / 分,呼吸 R:__次 / 分,血压__/
__mmHg

一般情况可,神志清,合作可,体位自主;皮肤、黏膜无黄染;浅表
淋巴结未扪及肿大;头颈及除眼外五官无异常;气管居中;肺部呼
吸音清;心率　次 / 分,心律齐,病理性杂音未闻及;腹部平软,肝
脾肋下未及,肾脏肋下未及,无叩痛;脊柱四肢正常;腱反射正常
存在,巴氏征阴性,布氏征阴性;其他描述:____。

专科查体:

视力:右矫正_____　　　　左矫正_____

　　眼压:右__mmHg　　　左__mmHg

泪道:右:压迫泪囊 无分泌物;　　　左:压迫泪囊 无分泌物;

　　　通(分泌物:无);　　　　通(分泌物:无)

前节:右:角膜:透明,前房:中深,虹膜:纹理:清,瞳孔:圆,直径
3mm,对光反射:正常,晶状体:清亮 / 浑浊 / 人工晶状体无;其他:

　　　左:角膜:透明,前房:中深,虹膜:纹理:清,瞳孔:圆,直径
3mm,对光反射:正常,晶状体:清亮 / 浑浊 / 人工晶状体无;其他:

眼底:右:黄斑区:

　　　视　盘:

　　　视网膜:

　　左:黄斑区:

　　　视　盘:

　　　视网膜:

辅助检查:血常规、尿常规、肝肾常规、免疫四项、凝血三项、心电
图:未见明显异常

入院诊断:

诊疗经过:

入院后看病人,完善术前各种检查及准备,术前已签字,无全身手
术禁忌,决定安排手术治疗。

拟行手术名称和方式:____眼玻璃体腔穿刺抽吸注药术

手术指征:

拟行麻醉方式:局麻

术中注意事项:严格遵守玻璃体腔注射的手术规程,减少并发症
发生。

患者术前准备就绪,于____年____月____日____时____分(局部)
麻醉下行____眼玻璃体腔雷珠单抗(Lucentis)/ 曲安奈德 / 康柏
西普 / 甲氨蝶呤注药术,手术过程顺利,术中玻璃体腔注入药物

0.05ml (0.5mg)/0.1ml (4mg)/0.1ml (400ug)。术后半小时初测眼压：

术眼＿＿mmHg。患者手术后情况平稳，术眼眼垫遮盖，准予出院。

出院情况：

症状：术眼术后眼部不适：无。

查体：

脉搏＿次 / 分，血压＿ /＿mmHg。全身情况：可。

眼部检查：术眼眼垫遮盖，表面干燥，无渗血渗液。

辅助检查结果：无

出院诊断：

出院医嘱：出院带药：无

1. 新开封的抗生素眼药水，点手术眼，每 2 小时 1 次，直至睡前；次日开始每日 4 次，连续点 3 天；

2. 次日严格按要求时间至西区眼科门诊 5 区 1 诊室复查；

3. 术后 2~7 日如有不适需门诊、急诊及时就诊 (注意眼内炎)。

4. 术后 1 月门诊复查 (眼底彩像、FFA、ICGA、OCT 等)；

医师签名：

记录时间：入院日期

附录 10-7 玻璃体积血

姓名		住院号

姓名： 　　　　　　职业：

性别： 　　　　　　入院时间：＿＿＿年＿月＿日＿时＿分

年龄： 　　　　　　出院时间：＿＿＿年＿月＿日＿时＿分

主诉：＿＿眼视物不清伴黑影飘动＿＿月。

入院情况：

病史：＿月前有明显诱因出现＿眼视物不清、□眼红、□眼痛、□眼胀、□视物变形、□视物遮挡症状、于我院就诊，诊为＿眼玻璃体积血，□行眼部超声检查，提示玻璃体积血□行眼部超声检查，提示玻璃体积血，黄斑病变、□行眼部超声检查，提示玻璃体积血，视网膜脱离□行眼部超声检查，提示玻璃体积血，眼内占位病变□未行眼部超声检查，目前为进一步诊治收入院。患者发病以来，神清、精神好，睡眠、饮食正常，二便正常，体重无明显变化。

既往：□眼部钝挫伤史；□眼部穿通伤史；□高度近视史；

　　　□白内障手术史；□青光眼病史（＿＿＿年）；

　　　□眼部手术史（＿＿＿＿＿＿＿）；□高血压病；□冠心病；

　　　□糖尿病；□传染病史□药物过敏史（＿＿＿＿＿＿＿），

其他_____。

全身查体:体温 ℃,脉搏 次 / 分,呼吸 次 / 分,血压 / mmHg
　　一般情况□可,神志□清,合作□可,体位□自主;皮肤、黏膜
□无黄染;浅表淋巴结□未扪及肿大;头颈及除眼外五官□无异
常;气管□居中;肺部呼吸音清;心率 次 / 分,心律□齐,病理性
杂音□未闻及;腹部□平软,肝脾□肋下未及,肾脏□肋下未及,
无叩痛;脊柱四肢□正常;腱反射□正常存在,巴氏征□阴性,布
氏征□阴性。

专科查体:

视力:右____矫正____　　　　**左**____矫正____

眼压:右____mmHg　　　　　　**左**__mmHg

泪道:右:□通 □不通(分泌物:□无 □有)**左:**□通 □不通(分泌
物:□无 □有)

前节:右:角膜:□透明 □混浊,**前房:**□深 □中深 □浅,**虹膜:**纹
　　　　理:□清 □不清,新生血管:□无 □有,□房水闪光,□
　　　　浮游细胞,**瞳孔:**□圆 □不圆 □后粘连,直径____mm,
　　　　晶状体:□清亮 □混浊 □人工晶状体 □无;其他____
　　　左:角膜:□透明 □混浊,**前房:**□深 □中深 □浅,**虹膜:**纹
　　　　理:□清 □不清,新生血管:□无 □有,□房水闪光,□
　　　　浮游细胞,**瞳孔:**□圆 □不圆 □后粘连,直径____mm,
　　　　晶状体:□清亮 □混浊 □人工晶状体 □无;□其他____

脉络膜睫状体:右:□脉络膜脱离,□脉络膜缺损,□脉络膜占位
　　　　　　　　左:□脉络膜脱离,□脉络膜缺损,□脉络膜占位

玻璃体:右:□清亮□可见色素颗粒□玻璃体积血□玻璃体混浊
□周边玻璃体混浊伴炎症细胞呈雪堤样改变;□可窥见眼底细节
□仅窥见视网膜血管□仅见视盘□眼底不入。
　　　　左:□清亮□可见色素颗粒□玻璃体积血□玻璃体混浊
□周边玻璃体混浊伴炎症细胞呈雪堤样改变;□可窥见眼底细节
□仅窥见视网膜血管□仅见视盘□眼底不入。

眼底:右:视盘:□不入□界清色可□界清色淡□界清,可见视盘
　　　　新生血管□充血水肿,C/D=____;
　　　黄斑区:□不入□中心凹反光存□黄斑区水肿,硬性渗
　　　　出□火焰状视网膜出血累及黄斑区□黄斑区视网膜下
　　　　出血渗出□黄斑区可见异常扩张毛细血管伴出血渗出
　　　　□黄斑区可见视网膜瘢痕伴出血渗出□视网膜脱离累
　　　　及黄斑区□其他_____;

血管：□不入□血管走行好，A∶V=2∶3□静脉迂曲，中周部病变区可见血管白线伴火焰状出血□视网膜点片状出血渗出，伴视网膜新生血管生成，机化膜牵拉局部视网膜脱离□周边部视网膜血管白线□病变区视网膜血管扩张呈渔网装改变伴微血管瘤渗出□其他

视网膜：□不入□大致正常□视网膜病变区火焰状出血伴视网膜血管迂曲，静脉白线□视网膜点片状出血伴渗出，新生血管性形成□视网膜脱离可见视网膜裂孔□视网膜脱离未见明确视网膜裂孔□视网膜下渗出伴出血□视网膜变性、其他：_____；

左：视盘：□不入□界清色可□界清色淡□界清，可见视盘新生血管□充血水肿，C/D=____；

黄斑区：□不入□中心凹反光存□黄斑区水肿，硬性渗出□火焰状视网膜出血累及黄斑区□黄斑区视网膜下出血渗出□黄斑区可见异常扩张毛细血管伴出血渗出□黄斑区可见视网膜瘢痕伴出血渗出□视网膜脱离累及黄斑区□其他：_____；

血管：□不入□血管走行好，A∶V=2∶3□静脉迂曲，中周部病变区可见血管白线伴火焰状出血□视网膜点片状出血渗出，伴视网膜新生血管生成，机化膜牵拉局部视网膜脱离□周边部视网膜血管白线□病变区视网膜血管扩张呈渔网装改变伴微血管瘤渗出□其他_____

视网膜：□不入□大致正常□视网膜病变区火焰状出血伴视网膜血管迂曲，静脉白线□视网膜点片状出血伴渗出，新生血管性形成□视网膜脱离可见视网膜裂孔□视网膜脱离未见明确视网膜裂孔□视网膜下渗出伴出血□视网膜变性、其他：_____；

辅助检查：

血常规、尿常规、肝肾常规、免疫四项、凝血三项、心电图□ 未见明显异常□ 异常_____

入院诊断：____眼玻璃体积血 ____眼眼底待查 □____ 眼并发性□老年性□代谢性白内障

诊疗经过：入院后主任、主治医师看病人，完善术前各种检查及准备，术前已签字，无全身手术禁忌，决定安排手术治疗。

拟行手术名称和方式：____眼玻璃体切除术；

手术指征：□玻璃体积血□视网膜新生血管□诊断性玻璃体切除

□其他：_____

拟行麻醉方式：□局麻□全麻□局麻＋安定镇痛□局麻＋心电监护

术中注意事项：严格遵守□巩膜扣带术□玻璃体切除术的手术规程，减少并发症发生。

患者术前准备就绪，于____年____月____日(局部/全身)麻醉下行____眼玻璃体切除术，手术过程顺利，玻璃体切除、剥膜、眼内光凝、视网膜切开、眼外冷冻、重水、气液交换、气体填充(SF6)、气体填充(C2F6)、气体填充(C3F8)、空气填充、硅油填充、环扎、外加压、超声乳化白内障摘除、人工晶状体植入、其他____术毕无光感明确。

患者手术后情况平稳，术眼眼垫遮盖，可以出院。

出院情况：症状：术后术眼眼部不适：□无、□有_____。

查体：脉搏____次/分，血压__/__mmHg。全身情况：_____。

眼部检查：□术眼眼垫遮盖，表面干燥，无渗血渗液。

　　　　　　□其他_____。

辅助检查结果：□无、□有_____。

出院诊断：____眼玻璃体积血　　　____眼眼底待查 □____　眼并发性□老年性□代谢性白内障

出院医嘱：出院带药：□妥布霉素地塞米松水□氧氟沙星水□妥布霉素水□盐酸左氧氟沙星膏□醋酸泼尼松水□氟米龙□普拉洛芬□复方托吡卡胺□硫酸阿托品×1支/滴术眼日____次共____天。次日按要求时间复查；如有不适门诊、急诊及时就诊；按医生要求门诊定期复查，避免剧烈运动，全休贰周。不适门诊随诊；□严格俯卧位__周；□____周内避免乘坐飞机及接受 N$_2$O 麻醉。

　　　　　　　　　　　　　　　医师签名：_____

　　　　　　　　　　　　　　　主治医师：_____

　　　　　　　　　　　　　　　记录时间：_____

附录 10-8　硅油取出

姓名：_____　　　　　　　　　　　**住院号：**_____

姓名：　　　　　　　　职业：

性别：　　　　　　　　入院时间：____年__月__日__时__分

年龄：　　　　　　　　出院时间：____年__月__日__时__分

主诉：____眼视力下降____。

入院情况：

病史：患者____眼视力下降____，因□"孔源性视网膜脱离"□"玻璃体积血"□"糖尿病视网膜病变"□"视网膜静脉阻塞"□"息肉样脉络膜血管病变"□"其他_____"行____眼玻璃体切除＋硅油填充术，术后常规抗炎抗感染治疗，□按时规律复诊□眼压平稳□眼压升高给予药物控制□眼压升高药物控制欠佳□未规律复诊，未监测眼压，□无明显眼部不适，□明显眼部不适、□眼红、□眼痛、□眼胀、□视物变形、□视物遮挡症状，于　月前，于我院就诊，诊断为术眼□硅油存留□硅油乳化□并发性白内障□继发性青光眼。为术眼进一步手术治疗收入院。患者自发病以来，一般情况可。神清、精神好、睡眠、饮食正常，二便正常，体重无明显变化。

既往史：□白内障手术史；□青光眼病史（____年）；□眼部手术史（_____）；____年__月__日行左眼玻璃体切除＋硅油填充术

　　　　　□高血压病；□冠心病；□糖尿病；□传染病史
　　　　　□药物过敏史（_____），其他_____。

全身查体：体温　　℃，脉搏　　次／分，呼吸　　次／分，血压　／　mmHg

　　一般情况□可，神志□清，合作□可，体位□自主；皮肤、黏膜□无黄染；浅表淋巴结□未扪及肿大；头颈及除眼外五官□无异常；气管□居中；肺部呼吸音清；心率　　次／分，心律□齐，病理性杂音□未闻及；腹部□平软，肝脾□肋下未及，肾脏□肋下未及，无叩痛；脊柱四肢□正常；腱反射□正常存在，巴氏征□阴性，布氏征□阴性。

专科查体：

视力：右____矫正____　左____矫正____

眼压：右____mmHg　左____mmHg

泪道：右：□通 □不通（分泌物：□无 □有）左：□通 □不通（分泌物：□无 □有）

前节：右：**角膜：**□透明 □混浊，**前房：**□深 □中深 □浅，**虹膜：**纹理：□清 □不清，□房水闪光，□浮游细胞，□虹膜新生血管，□虹膜周切口通畅，□虹膜周切口不畅，**瞳孔：**□圆 □不圆 □后粘连，直径____mm，**晶状体：**□清亮 □混浊 □人工晶状体 □无；□硅油乳化小滴位于前房及虹膜晶状体表面，□晶状体后囊下混浊明显，□其他

　　　　左：**角膜：**□透明 □混浊，**前房：**□深 □中深 □浅，**虹膜：**纹理：□清 □不清，□房水闪光，□浮游细胞，□虹膜新生血管，□虹膜周切口通畅，□虹膜周切口不畅，**瞳孔：**□

圆 □不圆 □后粘连,直径____mm,**晶状体:**□清亮 □混浊 □人工晶状体 □无;□硅油乳化小滴位于前房及虹膜晶状体表面,□晶状体后囊下混浊明显,□其他___

玻璃体:右:玻璃体:□清亮□玻璃体混浊□硅油填充可见硅油界面□硅油填充可见乳化小滴

左:玻璃体:□清亮□玻璃体混浊□硅油填充可见硅油界面□硅油填充可见乳化小滴

眼底:右:**视盘:**□正常,□出血□水肿□苍白□其他 ;

黄斑区:□正常,□出血□水肿□渗出□色素上皮脱离□神经上皮脱离□脉络膜新生血管□玻璃膜疣□视网膜色素上皮改变□瘢痕□其他: ;

视网膜:□正常,□视网膜复位,裂孔周激光斑明确 □病变区视网膜平复,可见激光斑 □视网膜瘢痕形成,视网膜在位 □广泛 RPE 改变,视网膜在位 □其他、视网膜表面 □视网膜在位,全视网膜广泛激光斑□可见乳化硅油小滴附着

左:**视盘:**□正常□出血□水肿□苍白□肿物□其他 ;

黄斑区:□正常,□出血□水肿□渗出□色素上皮脱离□神经上皮脱离□脉络膜新生血管□玻璃膜疣□视网膜色素上皮改变□瘢痕□其他: ;

视网膜:□正常,□视网膜复位,裂孔周激光斑明确 □病变区视网膜平复,可见激光斑 □视网膜瘢痕形成,视网膜在位 □广泛 RPE 改变,视网膜在位 □其他、视网膜表面 □视网膜在位,全视网膜广泛激光斑□可见乳化硅油小滴附着

辅助检查:血常规、尿常规、肝肾常规、免疫四项、凝血三项、心电图□ 未见明显异常□ 异常_____

入院诊断:____眼□硅油存留□硅油乳化□继发青光眼□并发性白内障

诊疗经过:入院后主任、主治医师看病人,完善术前各种检查及准备,术前已签字,无全身手术禁忌,决定安排手术治疗。

拟行手术名称和方式:____眼取硅油术□超声乳化白内障摘除□人工晶状体植入□其他。

手术指征:□视网膜复位□硅油存留□硅油乳化□继发青光眼□并发性白内障

拟行麻醉方式:□局麻□全麻□局麻 + 安定镇痛□局麻 + 心电监护

术中注意事项:严格遵守眼取硅油术□超声乳化白内障摘除□人工晶状体植入的手术规程,减少并发症发生。

患者术前准备就绪,于___年___月___日(局部/全身)麻醉下行 眼□眼取硅油术□超声乳化白内障摘除□人工晶状体植入□前房穿刺□空气留置□SF6□C2F6□C3F8□其他___,手术过程顺利。术毕光感明确。患者手术后情况平稳,术眼眼垫遮盖,可以出院。

出院情况:症状:术后术眼眼部不适:□无、□有_____。

查体:脉搏___次/分,血压 / mmHg。全身情况:_____。

眼部检查:□术眼眼垫遮盖,表面干燥,无渗血渗液。
　　　　　　□其他_____。

出院诊断:___眼□硅油存留□硅油乳化□继发青光眼□并发性白内障

出院医嘱:出院带药:□妥布霉素地塞米松水□氧氟沙星水□妥布霉素水□盐酸左氧氟沙星膏□醋酸泼尼松水□氟米龙□普拉洛芬□复方托吡卡胺□硫酸阿托品×1支/滴术眼 日___次共___天。

次日按要求时间复查;如有不适门诊、急诊及时就诊;按医生要求门诊定期复查,避免剧烈运动,全休贰周。不适门诊随诊;□严格俯卧位___周;□___周内避免乘坐飞机及接受 N_2O 麻醉。

医师签名:_____

主治医师:_____

记录时间:_____

附录 10-9　病理性近视

姓名:_____　　　　　　　　住院号:_____

姓名:　　　　　　　　　　职业:

性别:　　　　　　　　　　入院时间:___年__月__日__时__分

年龄:　　　　　　　　　　出院时间:___年__月__日__时__分

主诉:___眼发现高度近视___年,逐渐进展。

入院情况:

病史:___年前发现___眼高度近视,当时 度,□眼红、□眼痛、□眼胀、□视物变形、□视物遮挡症状,未予特殊治疗。后近视度数逐渐进展,每年进展___度,目前右眼___度,左眼___度,有/无视力下降,于我院就诊,诊为___眼病理性近视,□___眼黄斑劈裂,目前为进一步诊治收入院。患者发病以来,神清、精神好,睡眠、饮食正常,二便正常,体重无明显变化。

既往:□眼部钝挫伤史;□眼部穿通伤史;□高度近视史;

　　　□白内障手术史;□青光眼病史(＿＿＿年);

　　　□眼部手术史(＿＿＿＿＿＿＿＿＿＿＿＿＿＿＿＿);

　　　□高血压病;□冠心病;□糖尿病;□传染病史

　　　□药物过敏史(＿＿＿＿＿＿＿＿),其他＿＿＿＿＿＿＿。

查体:

全身查体:体温　℃,脉搏　次/分,呼吸　次/分,血压　/　mmHg

一般情况□可,神志□清,合作□可,体位□自主;皮肤、黏膜□

无黄染;浅表淋巴结□未扪及肿大;头颈及除眼外五官□无异常;气

管□居中;肺部呼吸音清;心率　次/分,心律□齐,病理性杂音□未

闻及;腹部□平软,肝脾□肋下未及,肾脏□肋下未及,无叩痛;脊柱

四肢□正常;腱反射□正常存在,巴氏征□阴性,布氏征□阴性。

其他描述＿＿＿＿＿＿＿＿＿＿＿＿＿＿＿＿＿＿＿＿＿＿＿＿＿

专科查体:

视力:右＿＿＿矫正＿＿＿　　　左＿＿＿矫正＿＿＿

眼压:右＿＿＿mmHg　　　　　左＿＿＿mmHg

泪道:右:□通　□不通(分泌物:□无　□有)左:□通　□不通(分泌

物:□无　□有)

前节:右:**角膜**:□透明　□混浊,**前房**:□深　□中深　□浅,**虹膜**:纹

理:□清　□不清,新生血管:□无　□有,□房水闪光,□

浮游细胞,**瞳孔**:□圆　□不圆　□后粘连,直径＿＿＿mm,

晶状体:□清亮　□混浊　□人工晶状体　□无;**其他**＿＿＿

左:**角膜**:□透明　□混浊,**前房**:□深　□中深　□浅,**虹膜**:纹

理:□清　□不清,新生血管:□无　□有,□房水闪光,□

浮游细胞,**瞳孔**:□圆　□不圆　□后粘连,直径＿＿＿mm,

晶状体:□清亮　□混浊　□人工晶状体　□无;**其他**＿＿＿

脉络膜睫状体:右:□脉络膜脱离,□脉络膜缺损,□脉络膜占位

左:□脉络膜脱离,□脉络膜缺损,□脉络膜占位

玻璃体:右:□玻璃体液化,□玻璃体后脱离,□未见玻璃体后脱离

左:□玻璃体液化,□玻璃体后脱离,□未见玻璃体后脱离

眼底:右:**视盘**:界清色可,C/D=＿＿＿;

黄斑区:□正常,□黄斑区脉络膜萎缩、□黄斑区前膜、

□黄斑裂孔、□黄斑劈裂、□其他＿＿＿＿＿＿＿＿;

视网膜:□正常　□后极部可见脉络膜萎缩灶　□周边视

网膜可见变性区　□后巩膜葡萄肿形成,其他:＿＿＿＿＿

左:**视盘**:界清色可,C/D=____;

   黄斑区:□正常,□黄斑区脉络膜萎缩、□黄斑区前膜、

   □黄斑裂孔、□黄斑劈裂、□其他_____;

   视网膜:□正常 □后极部可见脉络膜萎缩灶 □周边视

   网膜可见变性区 □后巩膜葡萄肿形成,其他:_____

辅助检查:

血常规、尿常规、肝肾常规、免疫四项、凝血三项、心电图□ 未见

明显异常□ 异常_____

入院诊断:____眼病理性近视,____眼黄斑劈裂

诊疗经过:入院后主任、主治医师看病人,完善术前各种检查及准

备,术前已签字,无全身手术禁忌,决定安排手术治疗。

拟行手术名称和方式:____眼□后巩膜加固术□玻璃体切除术

手术指征:□病理性近视,眼轴持续进展□度数逐渐加深□后巩

膜葡萄肿形成□合并黄斑劈裂

拟行麻醉方式:□局麻□全麻□局麻 + 安定镇痛□局麻 + 心电监护

术中注意事项:严格遵守□后巩膜加固术□玻璃体切除术的手术

规程,减少并发症发生。

  患者术前准备就绪,于____年____月____日(局部 / 全身)麻

醉下行 眼□后巩膜加固术□玻璃体切除术,手术过程顺利。术

毕光感明确。

  患者手术后情况平稳,术眼眼垫遮盖,准予出院。

出院情况:症状:术后术眼眼部不适:□无、□有_____。

查体:脉搏____次 / 分,血压 ／ mmHg。全身情况:_____。

眼部检查:□术眼眼垫遮盖,表面干燥,无渗血渗液。

   □其他_____。

辅助检查结果:□无、□有_____

出院诊断:____眼病理性近视,____眼黄斑劈裂

出院医嘱:出院带药:□妥布霉素地塞米松水□氧氟沙星水□妥布

霉素水□盐酸左氧氟沙星膏□醋酸泼尼松水□氟米龙□普拉洛芬

□复方托吡卡胺□硫酸阿托品 ×1支 / 滴术眼 日____次,共____天。

次日按要求时间复查;如有不适门诊、急诊及时就诊;按医生要求

门诊定期复查,避免剧烈运动,全休贰周。不适门诊随诊;□严格

俯卧位__周;□__周内避免乘坐飞机及接受 N_2O 麻醉。

         医师签名:_____

         主治医师:_____

         记录时间:_____

附录 10-10　黄斑孔、黄斑前膜

姓名:_____　　　　　　　　　　　**住院号:**_____

姓名:　　　　　　　　职业:

性别:　　　　　　　　入院时间:____年__月__日__时__分

年龄:　　　　　　　　出院时间:____年__月__日__时__分

主诉:____眼视物不清伴视物变形____月。

入院情况:

病史:____月前有明显诱因出现____眼视物不清,□眼红、□眼痛、□眼胀、□视物变形、□视物遮挡症状,于我院就诊,诊为____眼□黄斑前膜□黄斑孔□黄斑板层孔□玻璃体黄斑牵拉综合征,目前为进一步诊治收入院。患者发病以来,神清、精神好,睡眠、饮食正常,二便正常,体重无明显变化。

既往:□眼部钝挫伤史;□眼部穿通伤史;□高度近视史;
　　　□白内障手术史;□青光眼病史(____年);
　　　□眼部手术史(　　　　　　　　　　　　　　　　);
　　　□高血压病;□冠心病;□糖尿病;□传染病史
　　　□药物过敏史(　　　　　　),其他　　　　　　　　。

全身查体:体温　℃,脉搏　次/分,呼吸　次/分,血压　/　mmHg
　　一般情况□可,神志□清,合作□可,体位□自主;皮肤、黏膜□无染染;浅表淋巴结□未扪及肿大;头颈及除眼外五官□无异常;气管□居中;肺部呼吸音清;心率　次/分,心律□齐,病理性杂音□未闻及;腹部□平软,肝脾□肋下未及,肾脏□肋下未及,无叩痛;脊柱四肢□正常;腱反射□正常存在,巴氏征□阴性,布氏征□阴性。

专科查体:

视力:右____矫正____　　左____矫正__

眼压:右____mmHg　　　左____mmHg

泪道:右:□通 □不通(分泌物:□无 □有)左:□通 □不通(分泌物:□无 □有)

前节:右:**角膜:**□透明 □混浊,**前房:**□深 □中深 □浅,**虹膜:**纹理:□清 □不清,□房水闪光,□浮游细胞,**瞳孔:**□圆□不圆,直径____mm,**晶状体:**□清亮 □混浊 □人工晶状体□无;□其他

　　左:**角膜:**□透明 □混浊,**前房:**□深 □中深 □浅,**虹膜:**纹理:□清 □不清,□房水闪光,□浮游细胞,**瞳孔:**□圆□不圆,直径____mm,**晶状体:**□清亮 □混浊 □人工晶

状体 □无；□其他_____

玻璃体：右：□玻璃体后脱离□玻璃体部分后脱离□未见玻璃体
后脱离□玻璃体可见炎症细胞□其他：_____

左：□玻璃体后脱离□玻璃体部分后脱离□未见玻璃体
后脱离□玻璃体可见炎症细胞□其他：_____

眼底：右：**视盘：**界清色可，C/D=____；

黄斑区：□正常，□中心凹反光存□黄斑前膜牵拉局部
黄斑区视网膜皱褶□黄斑区可见板层裂孔□黄斑全层
裂孔□可见玻璃体在黄斑区紧密附着，牵拉局部黄斑皱
褶□其他_____；

视网膜：□正常 □病变区血管白线，走形迂曲□病变区
可见激光斑 □周边可见视网膜变性区□周边可见视网
膜裂孔□其他_____；

左：**视盘：**界清色可，C/D=____；

黄斑区：□正常，□中心凹反光存□黄斑前膜牵拉局部
黄斑区视网膜皱褶□黄斑区可见板层裂孔□黄斑全层
裂孔□可见玻璃体在黄斑区紧密附着，牵拉局部黄斑皱
褶□其他_____；

视网膜：□正常 □病变区血管白线，走形迂曲□病变区
可见激光斑 □周边可见视网膜变性区□周边可见视网
膜裂孔□其他_____；

辅助检查：血常规、尿常规、肝肾常规、免疫四项、凝血三项、心电
图□ 未见明显异常□ 异常_____

入院诊断：____眼□黄斑前膜□黄斑孔□黄斑板层孔□玻璃体黄
斑牵拉综合征□双眼老年性白内障未成熟期

诊疗经过：入院后主任、主治医师看病人，完善术前各种检查及准
备，术前已签字，无全身手术禁忌，决定安排手术治疗。

拟行手术名称和方式：____眼玻璃体切除术

手术指征：□黄斑前膜□黄斑孔□黄斑板层孔□玻璃体黄斑牵拉
综合征□晶状体混浊

拟行麻醉方式：□局麻□全麻□局麻 + 安定镇痛□局麻 + 心电监护
术中注意事项：严格遵守玻璃体切除术的手术规程，减少并发症
发生。

患者术前准备就绪，于____年____月____日(局部 / 全身)麻
醉下行____眼玻璃体切除术，手术过程顺利，□玻璃体切除、□剥
膜、□重水、□眼内光凝、□气液交换、□ SF6 填充、□ C2F6 填充、

□ C3F8 填充、□硅油填充、□超声乳化白内障摘除、□人工晶状体植入、□虹膜周切。术毕光感明确。

患者手术后情况平稳,术眼眼垫遮盖,可出院。

出院情况:症状:术后术眼眼部不适:□无、□有_____。
查体:脉搏____次 / 分,血压____/____mmHg。全身情况:_____。
眼部检查:□术眼眼垫遮盖,表面干燥,无渗血渗液。
　　　　　□其他_____。
出院诊断:____眼□黄斑前膜□黄斑孔□黄斑板层孔□玻璃体黄斑牵拉综合征□双眼老年性白内障未成熟期
出院医嘱:出院带药:□妥布霉素地塞米松水□氧氟沙星水□妥布霉素水□盐酸左氧氟沙星膏□醋酸泼尼松水□氟米龙□普拉洛芬□复方托吡卡胺□硫酸阿托品 ×1 支 / 滴术眼 日____次,共____天。

次日按要求时间复查;如有不适门诊、急诊及时就诊;按医生要求门诊定期复查,避免剧烈运动,全休贰周。不适门诊随诊;□严格俯卧位__周;□____周内避免乘坐飞机及接受 N₂O 麻醉。

　　　　　　　　　　　　　　　　　医师签名:_____
　　　　　　　　　　　　　　　　　主治医师:_____
　　　　　　　　　　　　　　　　　记录时间:_____

附录 10-11　视网膜脱离

姓名:_____　　　　　　　　　　**住院号:**_____
姓名:　　　　　　　　职业:
性别:　　　　　　　　入院时间:____年__月__日__时__分
年龄:　　　　　　　　出院时间:____年__月__日__时__分
主诉:____眼视物不清伴固定黑影遮挡____月。

入院情况:

病史:____月前有明显诱因出现____眼视物不清,□眼红、□眼痛、□眼胀、□视物变形、□视物遮挡症状,于我院就诊,诊为　眼孔源性视网膜脱离,有 / 无口服醋酸泼尼松抗炎治疗、有 / 无局部激素球旁注射抗炎治疗,目前为进一步诊治收入院。患者发病以来,神清、精神好,睡眠、饮食正常,二便正常,体重无明显变化。

既往:□眼部钝挫伤史;□眼部穿通伤史;□高度近视史;
　　　□白内障手术史;□青光眼病史(____年);
　　　□眼部手术史(_____);
　　　□高血压病;□冠心病;□糖尿病;□传染病史

□药物过敏史(＿＿＿＿＿＿),其他＿＿＿＿＿＿＿＿＿。
□ 家族性渗出性玻璃体视网膜病家族性遗传病史 □遗传性玻璃体视网膜变性

查体：

全身查体：体温　℃,脉搏　次/分,呼吸　次/分,血压　/　mmHg
一般情况□可,神志□清,合作□可,体位□自主;皮肤、黏膜□无黄染;浅表淋巴结□未扪及肿大;头颈及除眼外五官□无异常;气管□居中;肺部呼吸音清;心率　次/分,心律□齐,病理性杂音□未闻及;腹部□平软,肝脾□肋下未及,肾脏□肋下未及,无叩痛;脊柱四肢□正常;腱反射□正常存在,巴氏征□阴性,布氏征□阴性。

其他描述＿＿＿＿＿＿＿＿＿＿＿＿＿＿＿＿＿＿＿＿＿＿＿＿＿

专科查体：

视力：右＿＿矫正＿＿　　左＿＿矫正＿＿

眼压：右＿＿mmHg　　　　左＿＿mmHg

泪道：右:□通 □不通(分泌物:□无 □有)左:□通 □不通(分泌物:□无 □有)

前节：右:**角膜:**□透明 □混浊,**前房:**□深 □中深 □浅,**虹膜:**纹理:□清 □不清,新生血管:□无 □有,□房水闪光,□浮游细胞,**瞳孔:**□圆 □不圆 □后粘连,直径＿＿mm,**晶状体:**□清亮 □混浊 □人工晶状体 □无;其他＿＿＿

左:**角膜:**□透明 □混浊,**前房:**□深 □中深 □浅,**虹膜:**纹理:□清 □不清,新生血管:□无 □有,□房水闪光,□浮游细胞,**瞳孔:**□圆 □不圆 □后粘连,直径＿＿mm,**晶状体:**□清亮 □混浊 □人工晶状体 □无;其他＿＿＿

脉络膜睫状体:右:□脉络膜脱离,□脉络膜缺损,□脉络膜占位
左:□脉络膜脱离,□脉络膜缺损,□脉络膜占位

玻璃体:右:□可见色素颗粒,□玻璃体后脱离,□未见玻璃体后脱离
左:□可见色素颗粒,□玻璃体后脱离,□未见玻璃体后脱离

眼底:右:**视盘:**界清色可,C/D=＿＿;
黄斑区:□正常,□视网膜脱离累及黄斑区、□黄斑区前膜、□黄斑区固定皱褶、黄斑区下线条 □其他＿＿＿＿;
视网膜:□正常 □视网膜脱离 □视网膜固定皱褶 □视网膜前膜□视网膜下线条□ PVR＿＿＿;视网膜脱离:范围＿＿点-＿＿点,活动度＿＿＿,视网膜下液:＿＿＿;**裂孔:**□无,□萎缩区圆孔、□马蹄孔、□巨大孔、□锯齿缘

离断、□多发裂孔,其他:____位置:____

变性:□无,□周边视网膜变性、□周边视网膜无血管区

左:**视盘:**界清色可,C/D=____;

　　黄斑区:□正常,□视网膜脱离累及黄斑区、□黄斑区前膜、□黄斑区固定皱褶,黄斑区下线条 □其他_____;

　　视网膜:□正常 □视网膜脱离 □视网膜固定皱褶 □视网膜前膜□视网膜下线条□ PVR____;视网膜脱离:范围____点 -____点,活动度____,视网膜下液:____;

　　裂孔:□无,□萎缩区圆孔、□马蹄孔、□巨大孔、□锯齿缘离断、□多发裂孔,其他:_____位置:_____

　　变性:□无,□周边视网膜变性、□周边视网膜无血管区

辅助检查:

血常规、尿常规、肝肾常规、免疫四项、凝血三项、心电图

□ 未见明显异常

□ 异常_____

入院诊断:____眼孔源性视网膜脱离,____眼增殖性玻璃体视网膜病变____期

　　　　□____眼□并发性白内障□老年性白内障

诊疗经过:入院后主任、主治医师看病人,完善术前各种检查及准备,术前已签字,无全身手术禁忌,决定安排手术治疗。

拟行手术名称和方式:____眼□巩膜扣带术□玻璃体切除术

手术指征:□孔源性视网膜脱离,

　　　　增殖性玻璃体视网膜病变□ A 级 □ B 级 □ C1 级□ C2 级□ C3 级 □ D1 级□ D2 级

拟行麻醉方式:□局麻□全麻□局麻 + 安定镇痛□局麻 + 心电监护

术中注意事项:严格遵守□巩膜扣带术□玻璃体切除术的手术规程,减少并发症发生。

　　患者术前准备就绪,于____年____月____日(局部 / 全身)麻醉下行____眼□巩膜扣带术□玻璃体切除术,手术过程顺利,□外垫压、□环扎、□冷冻、□放液、□前房穿刺、□玻璃体切除、□剥膜、□重水、□眼内光凝、□气液交换、□ SF6 填充、□ C2F6 填充、□ C3F8 填充、□硅油填充、□超声乳化白内障摘除、□人工晶状体植入、□虹膜周切。术毕光感明确,眼压□ Tn □ T+1。

　　患者手术后情况平稳,术眼眼垫遮盖,可出院。

出院情况:症状:术后术眼眼部不适:□无、□有_____。

查体:脉搏____次 / 分,血压____/____mmHg。全身情况:_____。

眼部检查:□术眼眼垫遮盖,表面干燥,无渗血渗液。

　　　　　　□其他_____。

辅助检查结果:□无、□有_____。

出院诊断:_____眼孔源性视网膜脱离,_____眼增殖性玻璃体视网膜病变_____期

　　　　　　□_____眼□并发性白内障□老年性白内障

出院医嘱:出院带药:□妥布霉素地塞米松水□氧氟沙星水□妥布霉素水□盐酸左氧氟沙星膏□醋酸泼尼松水□氟米龙□普拉洛芬 ×1 支 / 滴术眼_____日_____次

　　　　　　□复方托吡卡胺 □硫酸阿托品 ×1 支 / 滴术眼_____日_____次 ×1 支 / 滴术眼_____日_____次

　　　　　　□口服醋酸泼尼松_____mg/ 日_____天或按医嘱逐渐减量,按照_____mg/ 周减量。口服□氯化钾缓释片□法莫替丁□碳酸钙 D3,以减少激素全身应用副作用。

　　次日按要求时间复查;如有不适门诊、急诊及时就诊;按医生要求门诊定期复查,避免剧烈运动,全休贰周。不适门诊随诊;□严格俯卧位_____周;□_____周内避免乘坐飞机及接受 N_2O 麻醉。

　　　　　　　　　　　　　　　　　医师签名:_____

　　　　　　　　　　　　　　　　　主治医师:_____

　　　　　　　　　　　　　　　　　记录时间:_____

附录 10-12　视网膜母细胞瘤

姓名　　　　　　　**科室**　　　　　　　　　**住院号**

姓名:　　　　　　　　　　　年龄:

职业:　　　　　　　　　　　入院时间:

性别:　　　　　　　　　　　出院时间:

主　诉:家长发现患儿__眼_____◆年

入院情况:

现病史:◆年前,家长发现患儿__眼_____,于我院诊为◆,为求进一步检查收入院。患儿发病以来,一般情况可。

手术史无 / 有

手术方式__次,时间　　　年至　　　年

手术方式__次,时间　　　年至　　　年

化疗史无 / __ 次,时间　　年至　　年

最近一次化疗时间:　　年　月　日

放射治疗史无 / 有

右眼 __ 次,时间　　年至　　年

左眼 __ 次,时间　　年至　　年

最近一次放疗时间:__眼　　年　月　日

既往史:出生情况。

家族史:家族史。

药物过敏:否认

儿科会诊未查及异常。

其他:

查体:体温 ℃,脉搏 P:次 / 分,呼吸 R:次 / 分,血压 / mmHg

全身查体:一般情况可,神志清楚,主动体位;皮肤、黏膜无黄染;淋巴结浅表未及肿大;头颈及除眼外五官无异常;咽喉无充血;气管居中;双肺呼吸音清晰,未闻及胸膜摩擦音;心率 次 / 分,心律齐,病理性杂音未闻及;腹软,肝脾未及肿大,肾脏未及肿大,无叩痛;脊柱四肢正常

眼部查体:

视力:不合作

　　　右:不可追光;左:不可追光

　　　右:远　矫正　左:远　矫正　;

眼压:未查

泪　道:未查

右:角膜透明,前房深,瞳孔圆,对光反射存,晶状体检查不配合,眼底检查不配合。

左:角膜透明,前房深,瞳孔圆,对光反射存,晶状体检查不配合,眼底检查不配合。

辅助检查:

眼眶 CT:

眼眶 MRI:

眼超声:

辅助检查:血正常、尿常规正常、生化常规正常、免疫四项正常、凝血三项正常、胸片正常。

入院诊断:

诊疗经过:其他手术

　　　完善术前准备,除外手术禁忌。于　　年　月　日　时　分

至　　年　月　日　时　分全麻下行术式,检查/手术顺利。术后嘱门诊复诊。

患儿手术后护理至清醒,无明显恶心呕吐,情况平稳,体温　℃,脉搏P:　次/分,呼吸R:　次/分。眼部敷料无渗血渗液。

出院情况:

症状:家长未诉患儿明显不适。

眼部查体:双眼无渗血渗液。

全身查体及辅助检查:

一般情况可,精神好,无哭闹。辅助检查:入院后未行。

出院诊断:

出院医嘱:

门诊复诊:术后门诊复诊,不适及时随诊。

医师签名:

记录时间:　年　月　日　时

附录11　医疗风险防范及应急预案

为保护病人的合法权益及医务人员的正当行医权利并最大限度地减少医疗差错事故,提高医疗质量,适应现代社会对于医疗服务的要求,推动医疗技术的发展,根据国务院颁布的《医疗事故处理条例》,特制定北京同仁医院医疗风险防范及应急预案。我院各医疗及相关医技科室必须严格执行。

第一章　防范预案

一、总则

1. 医疗、医技及相关科室必须以保障医疗质量为核心、完善并落实各项规章制度。

2. 严格执行首诊负责制,严禁推诿病人。

3. 各种抢救器械设备要处于备用状态,届时可随时投入使用。根据资源共享、特殊急救设备共用的原则,医务部门有权根据临床急救需要对设备进行临时使用调配。

4. 全体医务人员要有大局意识,科室之间、医护之间、临床医技之间、门诊与急诊之间、门急诊与病房之间应相互配合。

5. 禁止手术中谈论无关或不利于医疗过程的话题。

6. 任何情况下,进修及实习医师均不得独立参加各种会诊。

7. 严禁在患者及其家属面前谈论同行之间对诊疗的不同意见,严禁诽谤他人,抬高自己的不符合医疗道德的行为。

8. 医务人员应自觉保护患者的隐私,尊重民族习惯和宗教信仰,除法律规定外未经本人同意不得向他人泄露患者情况。

二、加强对下列重点病人的关注与沟通:

1. 低收入阶层的患者

2. 孤寡老人或虽有子女,但家庭不睦者

3. 自费患者

4. 与医务人员接触中已有不满情绪者

5. 预计手术等治疗效果不佳或预后难以预料者

6. 治疗结局可能为需要长期进行重要脏器功能支持、不能脱机、不能离院的患者

7. 本人对治疗期望值过高者

8. 交代病情过程中表示难以理解者,或情绪偏激者

9. 发生医院感染者

10. 病情复杂,各种信息表明可能产生纠纷者

11. 住院预交金不足者

12. 产生高额医疗费用者

13. 已经产生医疗欠费者

14. 需使用贵重自费药品或材料者

15. 由于交通事故有可能推诿责任者

16. 经本院职工或熟人介绍者

17. 患者或家属具有一定医学知识者

三、常规要求

1. 已经出现的医患纠纷苗头,科室主任(亚科主任)必须亲自过问并参与决定下一步的诊治措施。主任本人或安排专人接待病人及家属,做好有效沟通、其他人员不得随意解释病情。

2. 所有"绿色通道"在开通的同时,必须向患者或家属讲明预计医疗费用,要留有充分的余地,并且要履行知情同意,有患者或其家属的签字认可。

3. 各项检查必须具有严格的针对性,合理安排各项检查的程序及顺序。重视对于疾病的转归及预后有重要指导意义的各项检查及化验,包括阳性结果及有鉴别诊断意义的阴性结果,应认真分析,所有资料需妥善保管。

4. 合理使用药物,注意药物的配伍禁忌和毒副作用。严禁滥用抗生素,三代头孢类抗生素不得预防性使用,只有主任医师

或科主任有权决定泰能与万古霉素的使用;禁止将喹诺酮类药物用于18岁以下人群。

5. 重视院内感染的预防和控制工作,充分发挥各科院内感染监控小组的作用,对于已经发生的院内感染及时报卡,不得隐瞒,服从专业人员的技术指导。

6. 输血时必须进行 HIV、HCV、HBsAg、梅毒血清抗体等检查。输血后的血袋交由输血科统一保管七天后方可销毁。

7. 各医技科室在关键部位,必须配备抢救设备,并保证随时可用;在接到急诊检查申请后必须尽快安排。急诊化验必须在接到标本后30分钟内出具结果(个别检查项目除外)。急诊患者床旁 X 线检查必须及时完成。

8. 药剂科保证药品的正常进货渠道及质量,保证抢救药品及时到位。

四、特殊要求

1. 流产手术前后必须进行 B 超检查,对疑似异位妊娠、不全流产更应提高警惕。

2. 眼科所有涉及角膜、前房操作的第二次手术前必须就角膜内皮情况进行检查。

3. 单眼患者或另一只眼视功能差、相当于单眼患者,其手术必须由副主任医师、助手为高年主治医师以上人员承担。

4. 凡我院新开展的手术和项目,必须书面向质量控制部申报,获批准后方可用于临床。

5. 涉外医疗或邀请非本地医师必须履行正当手续。

五、病历书写

严格按照《医疗事故处理条例》、《中华人民共和国执业医师法》的要求进行书写,严禁涂改、伪造、隐匿和销毁病历。

(一) 住院病历

1. 首页的填写必须按照卫生部有关规定及我院的实施细则进行填写。各病区病历质控医师以及病历质控护士必须及时检查病历质量。

2. 科(亚科)主任对病历终末质量负责,病房主治医对运行病历质量负责。

3. 各科室必须认真对待病案科签发的病历返修通知单,及时对病历进行完善。

4. 住院病历必须在24小时之内完成。

5. 主治医师必须在24小时内对新入院病人进行查房,并在病历中体现查房意见。

6. 急诊病人入院当日之内、门诊入院病人72小时之内必须有副主任医师级别以上医师查房,并在病历中体现。

7. 住院病历的其他内容参照我院其他有关规定执行。

8. 终末病历的三级医师签字必须在病人出院的同时完成。

9. 死亡病历讨论必须在病人死亡一周之内完成。

10. 手术记录必须在手术后6小时之内完成,第一术者必须亲自书写或审阅手术记录并签字。

11. 抢救记录如未能及时书写者,须在抢救结束后6小时内据实补记,并加以注明。

12. 各种检验报告、图像资料必须妥善保存,不得遗失。借阅时必须登记备案,及时返还。

13. 避免患者及亲属接触、翻阅病历,以免造成丢失和涂改责任不清。

(二)门诊病历

包含主诉、病史、体检、诊断、处理等内容。

1. 保证"三次确诊率",对于两次就诊不能明确诊断的患者,必须请相关专业专家或亚科主任会诊。

2. 处方必须符合相关规定,且需与我院既往病历记载一致,抄方取药不得超过三次。

3. 门诊手册交由病人保管,门诊病历及图像资料由医院保管。

4. 节假日(周末)期间不得拒绝收治病人入院治疗。

六、收治病人

1. 病人实行急诊优先、专病专治的原则。禁止科室之间盲目抢收病人造成延误诊断治疗和医疗纠纷。

2. 对于慢性病和危重病人,各科必须以病情和病人利益为出发点,不得以种种借口拒收病人。

3. 凡具备空床的科室不得以任何借口拒绝接收他科借床病人。

4. 病人在办理住院手续时,签署委托书,由受托人负责代理病人履行在院期间的知情权及选择权。

七、三级查房及会诊

1. 查房制度是保证医疗安全,防范医疗风险的重要措施,各级医师必须严格执行。

2. 对于普通病人,住院医每日查房两次,主治医每日查房一次,主任(副主任医)每周查房一次。

3. 对于重点(危重)病人,必须随时查房和巡视。

4. 杜绝重术前、术中,轻术后的现象,对于术后病人,主刀医生应及时查房巡视。

5. 对于危重病人和病情复杂的病例,以及具有潜在医疗纠纷的患者,必须及时报告医疗质量控制部,质控部根据病情组织全院会诊和院外专家会诊。

6. 收治十四岁以下患者术前必须请儿科会诊。

7. 各科必须保持对急诊的高年住院医以上的技术支持。

8. 本院高年住院医以上人员具有会诊资格。急会诊必须在10分钟内到位。

9. 涉及多科室的急诊抢救病人,在局部情况与全身情况治疗产生矛盾时应积极抢救生命,服从质量控制部或院总值班的协调。

八、术前讨论

1. 住院手术必须经过术前讨论,病历中要有详细记录,术者必须参加。

2. 禁止以术前讨论代替三级查房。

3. 同一病例的二次手术和需要二个科室协作的手术,主管科室组织讨论,视手术风险程度,有无严重手术并发症等情况,报质控部备案。

九、病人的知情同意内容如下

1. 目前的诊断、拟实施的检查、治疗措施、预后、难以避免的治疗矛盾、门诊治疗中药物的毒副作用;住院病人的主管医师、主治医师及相应的科主任(主任医师或副主任医师)

2. 检查、治疗有可能产生的不良后果以及为矫正不良后果可能采取的进一步措施,住院治疗中必用药物的毒副作用

3. 手术中需留置体内材料

4. 医疗费用的情况

5. 手术、麻醉及其他非护理性侵袭性操作的实施人员

6. 手术过程中发现与术前诊断不一致的病灶

7. 术中需切除术前未曾向患者及家属交代的器官组织

8. 分娩方式的选择

9. 对于女性患者需切除卵巢及其附件、男性患者因接受化疗对生殖功能影响者

10. 危重病人因特殊检查需进行搬动有可能造成危险时

11. 输血、造影、介入、射频、气管切开、化疗等

12. 其他需患者或家属了解的内容

上述第 2 条至第 12 条均应有文字记载以及患者或受托人签字。

第二章　应急预案

一、发生医疗事故争议时,启动本预案。

二、一旦发生医疗事故或争议,需立即通知上级医生和科室主任,同时报告院医政管理人员,白天为院医疗质量控制部或客户服务部、夜间为院总值班人员,不得隐瞒。并积极采取补救措施,避免或减轻对患者身体健康的进一步损害,尽可能挽救生命。由护理因素导致的医疗事故争议,除按上述程序上报外,同时按照护理体系逐级上报。

三、由医政人员汇同科室负责人员共同查找原因。

四、由医政人员组织多科会诊,参加会诊人员为当班最高级别医生。

五、科主任与医政部门共同指定接待病人家属的人员,并由专人解释病情。

六、由医政部门根据患者或亲属的要求决定封存《医疗事故处理条例》所规定的病历内容。

七、疑似输液、输血、注射、药物引起的不良后果,在医政人员以及患者或家属共同在场的情况下,立即对实物进行封存,实物由医院保管。

八、如患者死亡,应尽全力动员尸解,病历上应有记录。

九、如患者需转科治疗,各科室必须竭力协作。

十、当事科室须在 24 小时内就事实经过写出书面报告上报至医疗质量控制部和客户服务部,并根据要求拿出初步处理意见。

十一、任何科室和个人不得私自减免患者住院费用。

十二、遇家属或病人情绪激动,不听劝阻或聚众闹事,影响医院正常控制秩序者,立即通知保卫处或派出所人员到场,按治安管理原则办理。

首都医科大学附属北京同仁医院高风险手术备案单

科别：

患者姓名：	年龄：	性别：	床号：	住院号：
手术日期：	诊断：			
手术名称：				手术者：
风险因素：				
家属签字：	上报时间：	主管医师：	专业组负责人：	

注：此表填写一式二份，一份病历中保存，一份手术前报医务处。

08检